E. Paditz (Hrsg.)

Nasale Maskenbeatmung im Kindes- und Erwachsenenalter

Springer

Berlin
Heidelberg
New York
Barcelona
Budapest
Hongkong
London
Mailand
Paris
Santa Clara
Singapur
Tokio

E. Paditz (Hrsg.)

Nasale Maskenbeatmung im Kindes- und Erwachsenenalter

Übersichten, Kasuistiken, Multizenter-Studien,
Alternativen, medizinische,
psychologische und ethische Grenzen

unter besonderer Berücksichtigung von Mukoviszidose
und Lungentransplantation

Non-invasive nasal mask ventilation in children and adolescents

reviews, case reports, multicenter studies, alternatives,
medical, psychological and ethical limitations

with special consideration of cystic fibrosis and lung
transplantation

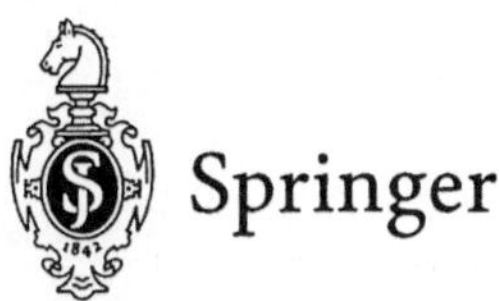 Springer

Priv.-Doz. Dr. E. Paditz
Technische Universität Dresden
Universitätsklinikum Carl Gustav Carus
Klinik und Poliklinik für Kinderheilkunde
Fetscherstraße 74
D-01307 Dresden

ISBN-13: 978-3-540-63154-5   Springer-Verlag Berlin Heidelberg New York

Die Deutsche Bibliothek – CIP-Einheitsaufnahme

Nasale Maskenbeatmung im Kindes- und Erwachsenenalter: unter besonderer Berücksichtigung von Mukoviszidose und Lungentransplantation; Übersichten, Kasuistiken, Multizenter-Studien, Alternativen, medizinische, psychologische und ethische Grenzen/ Hrsg.: E. Paditz, Mit Beitr. von C.-P,. Criée ... – Berlin; Heidelberg; New York; Barcelona; Budapest; Hongkong; London; Mailand; Paris; Santa Clara; Singapur; Tokio: Springer, 1997

ISBN-13: 978-3-540-63154-5   e-ISBN-13: 978-3-642-60853-7
DOI: 10.1007/978-3-642-60853-7

Typesetting: Michael Kusche, Goldener Schnitt

SPIN: 10569933   26/3134 – 5 4 3 2 1 0 – Gedruckt auf säurefreiem Papier

Vorwort

Preface

Die *nichtinvasive intermittierende nasale Maskenbeatmung* entwickelte sich seit den Erstbeschreibungen in den Jahren 1984 und 1986, die in Frankreich bei Patienten mit Muskeldystrophie Duchenne erfolgten, zu einer weit verbreiteten, effektiven und zunehmend mehr akzeptierten Behandlungsform
- der chronischen respiratorischen Insuffizienz,
- zentraler Hypoventilationssyndrome sowie
- zum Teil auch der akuten respiratorischen Insuffizienz.

Die Erkenntnis, daß die Erschöpfung der Atemmuskulatur bzw. der „Atempumpe" im weiteren Sinne wesentlich zur respiratorischen Insuffizienz beitragen kann, ist Voraussetzung für das Verständnis der Wirksamkeit der intermittierenden Maskenbeatmung. Die Atemmuskulatur kann kaum trainiert und auch medikamentös nicht sicher stimuliert werden; sie kann sich aber erholen, wenn sie bei gleichzeitiger kontrollierter Maskenbeatmung für mehrere Stunden ruhiggestellt wird.

In dem vorliegenden Buch wird der aktuelle Stand auf diesem Gebiet unter besonderer Berücksichtigung von Patienten mit Mukoviszidose auf dem Weg zur Lungentransplantation dargestellt. Wir hoffen, daß die Texte nicht nur bei „CF-Ärzten", sondern auch bei anderen internistischen und pädiatrischen Pulmologen, Anästhesisten und Intensivmedizinern Interesse finden werden, da zahlreiche Erkenntnisse in modifizierter Form auch auf weniger schwere Erkrankungen als die Mukoviszidose zutreffen.

Ausgehend von repräsentativ erscheinenden *Fallbeispielen* werden *Übersichten über nichtinvasive Beatmungsverfahren im Erwachsenensowie im Kindes- und Jugendalter* gegeben. Der *Herstellung individuell angepaßter Beatmungsmasken* ist ein kurzer Abschnitt im Kapitel 2.2 gewidmet, da brauchbare Masken eine wesentliche Voraussetzung für den Erfolg einer Maskenbeatmung sind. Anschließend werden die Ergebnisse von *multizentrischen Studien* sowie einzelner Kliniken vorgestellt. Die *Negativdruckbeatmung* wird am Beispiel einzelner Patienten mit Mukoviszidose als brauchbare Alternative zur nasalen Maskenbeatmung dargestellt. Unterdruckbeatmungsverfahren stellen gegenwärtig die Therapiemethode der zweiten Wahl dar, da die Dimensionen der Geräte und des Zubehörs größer als bei der nasalen Maskenbeatmung sind. Außerdem kann die Unterdruckbeatmung zu obstruktiven Apnoen führen.

Für jeden Pulmologen, Intensivmediziner und Anästhesisten dürfte die umfassende Übersicht über den *Stellenwert der Hyperkapnie* als protektiver Mechanismus für die Atemmuskulatur von Interesse sein. Demnach muß der kapilläre oder transkutan gemessene pCO_2 nicht immer um jeden Preis normalisiert werden, sondern kann akzeptiert werden, solange noch keine respiratorische Azidose mit pH-Werten unter 7,35 vorliegt. In einzelnen Zentren wird bei ateminsuffizienten Patienten erfolgreich unter kontrollierten Bedingungen Morphium gegeben. Erstaunlicherweise wird dadurch oft erst eine Entwöhnung vom Respirator möglich.

Hinweise zu den *Kriterien zur Vormerkung der Lungentransplantation bei Mukoviszidose*, zu bisherigen *Ergebnissen der Lungentransplantation*, zu *epidemiologischen Aspekten* sowie zu *medizinischen, ethischen und psychologischen Grenzen bzw. Problemen* bei der Konfrontation mit terminal kranken Patienten runden den Themenkreis des Buches ab. In den letzten beiden Kapiteln wird insbesondere an *das therapeutische Selbstverständnis, an die psychologischen Pflichten und ethischen Maßstäbe des Intensivmediziners und des Transplantationsarztes im Grenzbereich zwischen „Apparatemedizin" und ganzheitlicher Zuwendung zu der Situation jedes einzelnen Patienten* appeliert. Gleichzeitig wird auch die Situation der betroffenen Patienten eindringlich artikuliert, die den Spagat zwischen der Hoffnung auf den „Tag X" mit erfolgreicher Transplantation und der Einsicht in die begrenzte Prognose ihrer Erkrankung zu bewältigen haben.

Die Texte geben in erweiterter Form die Beiträge der Tagung „Nichtinvasive nasale Maskenbeatmung bei Mukoviszidose – Brücke zur Lungentransplantation?", die am 14./15. November 1996 in Dresden stattfand, wieder. Die Tagung wurde durch den intensiven interdisziplinären Austausch zwischen Kinderärzten, Internisten, Anästhesisten, Herzchirurgen, Physiologen und Psychologen äußerst produktiv und erfuhr durch den Kontakt zu Fachbuchhändlern, Vertretern von Medizintechnik- und Arzneimittelfirmen inhaltliche Anregungen.

Allen Kolleginnen und Kollegen, die die Mühe der Abfassung der Manuskripte auf sich nahmen, allen Firmen, die die Tagung und die Herausgabe dieses Bandes unterstützten sowie den Mitarbeitern des Springer-Verlages sei herzlich für Ihr Engagement gedankt.

E. PADITZ
Dresden, im Sommer 1997

Inhaltsverzeichnis

Contents

Verzeichnis der Autoren

List of contributors

BARTIG, H.-J., DIPL.-PSYCH.
Medizinische Hochschule Hannover, Kinderklinik, Abteilung I,
Kinderheilkunde und Pneumologie,
Konstanty Gutschow Str. 8, D-30623 Hannover

BRÖMME, W., PRIV.-DOZ. DR. MED.
Martin-Luther-Universität Halle-Wittenberg,
Klinik und Poliklinik für Kinderheilkunde, Klinikum Kröllwitz,
Ernst-Grube-Str. 40, D-06097 Halle/Saale

BULLEMER, F., DR. MED.
Zentralkrankenhaus der LVA Oberbayern Gauting/München,
Abteilung für Intensivmedizin und Heimbeatmung,
Robert-Koch-Allee 2, D-82131 Gauting

CRIÉE, C.-P., PROF. DR. MED.
Evangelisches Krankenhaus Göttingen-Weende e. V.,
Medizinische Klinik, Abteilungen für Pneumologie,
Beatmungsmedizin/Schlaflabor,
Pappelweg 5, D-37120 Bovenden-Lenglern

DAHLHEIM, M.
Krankenhaus Heckeshorn, Kinderabteilung,
Zum Heckeshorn 30, D-14109 Berlin

DINGER, J., DR. MED.
Klinik und Poliklinik für Kinderheilkunde des Universitäts-
klinikums Carl Gustav Carus der Technischen Universität Dresden,
Fetscherstr. 74, D-01307 Dresden

FICHTER, J., PRIV.-DOZ. DR. MED.
Universitätskliniken des Saarlandes,
Medizinische Klinik und Poliklinik V,
D-66421 Homburg/Saar

HEINDL, ST., DR. MED.
Zentralkrankenhaus der LVA Oberbayern Gauting/München,
Abteilung für Intensivmedizin und Heimbeatmung,
Robert-Koch-Allee 2, D-82131 Gauting

HÜLS, G., DR. MED.
  Justus-Liebig-Universität Gießen,
  Medizinisches Zentrum für Kinderheilkunde, Selbst. Funktions-
  bereich Pädiatrische Pneumologie und Allergologie,
  Feulgenstr. 12, D-35385 Gießen

KARG, O., DR. MED.
  Zentralkrankenhaus der LVA Oberbayern Gauting/München,
  Abteilung für Intensivmedizin und Heimbeatmung,
  Robert-Koch-Allee 2, D-82131 Gauting

KLETTKE, U., DR. MED.
  Virchow Klinikum, Medizinische Fakultät der
  Humboldt-Universität Berlin, Zentrum für Kinder- und
  Jugendmedizin, Standort Wedding, Pädiatrie m. S.
  Pneumologie/Immunologie,
  Augustenburger Platz 1, D-13353 Berlin

LAIER-GROENEVELD, G., DR. MED.
  Evangelisches Krankenhaus Göttingen-Weende e. V.,
  Medizinische Klinik, Abteilungen für Pneumologie,
  Beatmungsmedizin/Schlaflabor,
  Pappelweg 5, D-37120 Bovenden-Lenglern

LEUPOLD, W., PROF. DR. MED.
  Klinik und Poliklinik für Kinderheilkunde des Universitäts-
  klinikums Carl Gustav Carus der Technischen Universität Dresden,
  Fetscherstr. 74, D-01307 Dresden

LINDEMANN, H., PROF. DR. MED.
  Justus-Liebig-Universität Gießen,
  Medizinisches Zentrum für Kinderheilkunde, Selbst. Funktions-
  bereich Pädiatrische Pneumologie und Allergologie,
  Feulgenstr.12, D-35385 Gießen

MAGDORF, K., PRIV.-DOZ. DR. MED.
  Virchow Klinikum, Medizinische Fakultät der
  Humboldt-Universität Berlin, Zentrum für Kinder- und Jugendmedizin, Standort Wedding, Pädiatrie m. S. Pneumologie/Immuno-
  logie, Augustenburger Platz 1, D-13353 Berlin

NÜSSLEIN, TH., DR. MED.
  Universitätskinderklinik,
  Alexandrinenstr. 5, D-44791 Bochum

ORTH, M., DR. MED.
  Berufsgenossenschaftliche Kliniken Bergmannsheil,
  Universitätsklinik, Medizinische Klinik und Poliklinik,
  Abteilung für Pneumologie und Allergologie,
  Bürklin-de-la-Camp-Platz 1, D-44789 Bochum

PADITZ, E., PRIV.-DOZ. DR. MED.
Klinik und Poliklinik für Kinderheilkunde des Universitäts-
klinikums Carl Gustav Carus der Technischen Universität Dresden,
Fetscherstr. 74, D-01307 Dresden

PAUL, K., PRIV.-DOZ. DR. MED.
Virchow Klinikum, Medizinische Fakultät der
Humboldt-Universität Berlin, Zentrum für Kinder- und
Jugendmedizin, Standort Wedding, Pädiatrie m. S.
Pneumologie/Immunologie,
Augustenburger Platz 1, D-13353 Berlin

PAUL, K.-D., DR. MED.
Klinik und Poliklinik für Kinderheilkunde des
Universitätsklinikums Carl Gustav Carus
der Technischen Universität Dresden,
Fetscherstr. 74, D-01307 Dresden

REICHENSPURNER, H., PRIV.-DOZ. DR. DR. MED.
Herz- und Kreislaufzentrum Dresden e. V.
des Universitätsklinikums Carl Gustav Carus
der Technischen Universität Dresden,
Schubertstr. 18, D-01307 Dresden

REITEMEIER, G., PROF. DR. MED.
Zentrum für Zahn-, Mund- und Kieferheilkunde,
Abteilung Prothetik des Universitätsklinikums Carl Gustav Carus
der Technischen Universität Dresden,
Fetscherstr. 74, D-01307 Dresden

RIEDEL, W., DR. MED.
Fachkliniken Wangen GmbH,
Medizinische Klinik für Atemwegserkrankungen und Allergien,
Am Vogelherd 4, D-88239 Wangen/Allgäu

RIETSCHEL, E. DR. MED.
Kinderklinik der Universität Köln,
Joseph-Stelzmann-Str. 9, D-50924 Köln-Lindenthal

RUPPRECHT, E., PROF. DR. MED.
Abteilung für pädiatrische bildgebende Diagnostik des
Universitätsklinikums Carl Gustav Carus der
Technischen Universität Dresden,
Fetscherstr. 74, D-01307 Dresden

SCHÖNHOFER, B., DR. MED.
Krankenhaus Kloster Grafschaft, Zentrum für Pneumologie,
Beatmungs- und Schlafmedizin,
D-57392 Schmallenberg-Grafschaft

SCHÜLER, ST., PROF. DR. MED.
Herz- und Kreislaufzentrum Dresden e.V.
des Universitätsklinikums Carl Gustav Carus
der Technischen Universität Dresden,
Schubertstr. 18, D-01307 Dresden

SCHUSTER, A., PRIV.-DOZ. DR. MED.
Zentrum für Kinderheilkunde,
Heinrich-Heine-Universität Düsseldorf,
Moorenstr. 5, D-40225 Düsseldorf

SEXTRO, W., DR. MED.
Altonaer Kinderkrankenhaus,
Bleickenallee 38, 22763 Hamburg

STAAB, D., DR. MED.
Virchow Klinikum, Medizinische Fakultät der
Humboldt-Universität Berlin, Zentrum für Kinder- und Jugend-
medizin, Standort Wedding, Pädiatrie m. S. Pneumologie/
Immunologie, Augustenburger Platz 1, D-13353 Berlin

ULBRICH, K., DIPL.-MED.
Klinik und Poliklinik für Kinderheilkunde des
Universitätsklinikums Carl Gustav Carus der
Technischen Universität Dresden,
Fetscherstr. 74, D-01307 Dresden

ULLRICH, G., DIPL.-PSYCH. DR. RER. BIOL. HUM.
Medizinische Hochschule Hannover, Kinderklinik, Abteilung I,
Kinderheilkunde und Pneumologie,
Konstanty Gutschow Str. 8, D-30623 Hannover

WAGNER, F., DR. MED.
Herz- und Kreislaufzentrum Dresden e. V.
des Universitätsklinikums Carl Gustav Carus
der Technischen Universität Dresden,
Schubertstr. 18, D-01307 Dresden

WAHN, U., PROF. DR. MED.
Virchow Klinikum, Medizinische Fakultät der
Humboldt-Universität Berlin,
Zentrum für Kinder- und Jugendmedizin, Standort Wedding,
Pädiatrie m. S. Pneumologie/Immunologie,
Augustenburger Platz 1, D-13353 Berlin

WIEBEL, M., DR. MED.
Thoraxklinik der LVA Baden, Heidelberg-Rohrbach,
Abteilung Innere Medizin – Pneumologie,
Amalienstr. 5, D-69126 Heidelberg

WIEBICKE, W., DR. MED.
Zentralkrankenhaus Sankt-Jürgen-Straße,
Prof.-Hess-Kinderklinik,
Ambulanz für Pädiatrische Pneumologie und Mukoviszidose,
Zentralkrankenhaus Sankt-Jürgen-Str., D-28205 Bremen

WIEDEMANN, B., DR. RER. NAT.
Institut für Medizinische Informatik und Biometrie des
Universitätsklinikums Carl Gustav Carus
der TechnischenUniversität Dresden,
Fetscherstr. 74, D-01307 Dresden

WUNDERLICH, P., PROF. DR. MED.
Klinik und Poliklinik für Kinderheilkunde des
Universitätsklinikums Carl Gustav Carus
der Technischen Universität Dresden,
Fetscherstr. 74, D-01307 Dresden

Abkürzungen

Abbreviationes

ARDS	Atemnotsyndrom (erworben)
ASB	druckunterstützte Beatmung (Synonym: PSV)
BAL	bronchoalveoläre Lavage
BIPAP	druckgesteuerte Form der Atmungsunterstützung mit zwei Druckniveaus (inspiratorisch und exspiratorisch)
bipasic PAP	CPAP mit vorgegebenen Zeit- und Druckwerten auf zwei Niveaus
BLTx	bilaterale Lungentransplantation
CF	„cystic fibrosis", Mukoviszidose
CFTR-Komplex	„cystiv fibrosis transmembrane conductance regulator gene"
COPD	chronisch-obstruktive Lungenerkrankung
CPAP	„continuos positive airway pressure"
FCH	Fragebogen zur chronischen Heimbeatmung
HLTx	Herz-Lungen-Transplantation
ISB	intermittierende Selbstbeatmung
LTx	Lungentransplantation
MMV	„mandatory mechanical ventilation"
nCPAP	nasales CPAP
nISB	nasale intermittierende Selbstbeatmung
NIPPV	nichtinvasive intermittierende Positivdruck-Beatmung
NIMB	nichtinvasive intermittierende nasale Maskenbeatmung
NPV	„negative pressure ventilation", Unterdruckbeatmung
OB	obliterative Bronchiolitis
pCO_2	kapilläre CO_2-Konzentration
p_aCO_2	arterielle CO_2-Konzentration
P_ACO_2	alveoläre CO_2-Konzentration
PEEP	„positive endexpiratory pressure"
PI	Inspirationsdruck
PImax	maximaler Inspirationsdruck
SIMV	synchronisierte intermittierende mechanische Beatmung

1 Kasuistische Berichte

Case reports

1.1 Olgas Dilemma

P. WUNDERLICH

Summary: Olga's Dilemma

Olga B. was a Russian girl from Odessa (Ukraine) who spent (between her fifth and her 17th year of life) 28 months in our hospital as an in-patient. She had cystic fibrosis (CF) with severe pulmonary involvement. At the age of 19 years, while a student in Leningrad, she developed progressive respiratory failure. She underwent a tracheotomy and received mechanical ventilation. Nevertheless, she died 2 weeks later. That was in 1984. After Olga's death her mother wrote a long letter of mourning to us. She described how her beloved daughter had had to suffer from the increasing respiratory insufficiency, the fear of future events, and the inability to speak. The life-sustaining treatment had worsened the quality of her life and only prolonged the process of dying. We discussed this case and decided for ourselves, considering Olga's dilemma, never to perform a tracheotomy and never to start mechanical ventilation in end-stage CF. That was more than 10 years ago.

Olga's dilemma was the crucial situation: to die or to endure tracheotomy and ventilation. That involves many ethical problems. It's primarily the medical doctor's decision, but this decision cannot be made without hearing the patient's and/or his or her parents' opinion. It's a problem of how to estimate the patient's autonomy and how to act in his or her best interest. How long should we continue aggressive treatment? When do we have the right – or the obligation – to stop it?

Times have changed. Substantial progress has been made in the therapy of CF and survival of patients has been prolonged. The possibilities of heart-lung or lung transplantation (even the transplantation of living, related donor lungs) give our patients new hope. Nasal mask ventilation can be a bridge to it. So we have to discuss the old problem of Olga's dilemma again. But we should not forget Olga and the many other severely ill CF patients, their reduced quality of life, their long suffering and their death.

Noch heute muß ich oft an Olga denken. Olga B. wurde am 24.Juli 1965 in Odessa geboren. Zwischen ihrem 5. und 17. Lebensjahr ist sie insgesamt 11mal stationär in unserer Klinik behandelt worden. Sie verbrachte bei uns zusammen rund 28 Monate ihres kurzen Lebens. Über ihre letzten beiden Lebensjahre wissen wir nur aus den Briefen der Mutter.

Ihre Eltern waren beide Ärzte. Olga wurde zum Termin geboren, wog aber nur 2800 g. Sie gedieh nicht und entleerte ständig fettige, stinkende Stühle. Sie hatte auch einen dauernden Husten mit eitrigem Auswurf und Atemnot. Im Alter von 18 Monaten trat eine schwere Staphylokokken-Pneumonie auf, die mit Penizillin, Streptomyzin, Prednison und UV-Bestrahlungen behandelt wurde. Im Mai 1968 – also mit knapp 3 Jahren – wurde im Medizinischen Institut Odessa die Diagnose einer Mukoviszidose gestellt. Olga wog damals 12,2 kg.

Die Eltern bemühten sich um eine Behandlung ihrer Tochter im Ausland. Deshalb wurde Olga erst im Pädiatrischen Institut in Moskau begutachtet, wo die Diagnose bestätigt wurde, und dann zu uns überwiesen. Wir sahen sie erstmalig im Alter von 5 Jahren. Sie war dyspnoisch, hatte livide Lippen, eine Thoraxdeformierung und ausgeprägte Trommelschlegelfinger. Die Bronchoskopie zeigte eine schwere eitrige Bronchitis in allen Abschnitten, weshalb wir auch mehrfach Bronchialspülungen durchführten. Im Bronchialsekret war Staphylococcus aureus nachweisbar. Unter intensiver antibiotischer und Inhalations-Behandlung sowie Physiotherapie konnte der Zustand bei den wiederholten Aufenthalten in unserer Klinik immer wieder deutlich gebessert werden.

Während der langen Aufenthalte in unserer Klinik lernte Olga auch gut deutsch. Nach dem Abitur begann sie in Leningrad (heute wieder St. Petersburg) ein Germanistik-Studium. Ihr Zustand verschlechterte sich, sie wurde in eine Klinik in Leningrad eingewiesen. Auf Grund der weiteren Verschlechterung ihres Zustandes wurde sie tracheotomiert und künstlich beatmet. Etwa 2 Wochen später verstarb sie im Alter von 19 Jahren.

Nach ihrem Tode schrieb uns die Mutter einen langen, erschütternden Brief. Sie schilderte uns den Leidensweg ihrer Tochter, die Angst durch die zunehmende Luftnot und die Qual, nicht mehr sprechen zu können. Dieser Brief machte uns nachdenklich und zeigte uns die Grenzen der Medizin, Grenzen einer sinnvollen und für den Patienten erträglichen Behandlung.

Olgas Dilemma, das ist für mich das Dilemma aller schwerkranken Mukoviszidose-Patienten (und natürlich nicht nur der CF-Kranken), der Widerspruch zwischen dem Wunsch am Leben zu bleiben, möglichst lange zu überleben, alles zu tun und alles mit sich geschehen zu lassen, damit das Leben weitergeht, und der Angst vor einer schmerzhaften, einer qualvollen, einer belastenden Behandlung. Wie weit muß man gehen, wie weit darf man gehen, wann darf man, wann muß man die Behandlung abbrechen – diese ethischen Fragen sind offen und werden heute teilweise noch intensiver und kontroverser als vor 10 oder 20 Jahren diskutiert. Die Möglichkeiten der Medizin sind größer geworden, die Verführung für den Arzt, alle Möglichkeiten einzusetzen und nicht mehr zuerst an das Wohl und Wehe seiner Patienten zu denken, ist größer geworden. Es ergeben sich viele Fragen. Wie weit kann/darf/soll die aggressive Therapie fortgeführt werden? Dürfen/müssen wir eine Tracheotomie oder Intubation sowie eine anschließende mechanische Ventilation vornehmen? Wie ist der Stellenwert einer nichtinvasiven nasalen Maskenbeatmung? Wann ist der Arzt berechtigt oder verpflichtet, den Patienten in Ruhe sterben zu lassen? Wer trifft diese Entscheidungen, der Arzt/die Ärzte allein? Oder sollen die Eltern der Patienten oder diese selbst die Entscheidung treffen oder alle Betroffenen gemeinsam mit dem behandelnden Arzt? Oder ist das eine Aufgabe für eine neutrale, unbeteiligte Ethik-Kommission?

Das Dilemma des CF-Patienten macht auch ein Dilemma der modernen Medizin deutlich, das als Verwissenschaftlichung und Ökonomisierung beschrieben worden ist, wobei ethische Gesichtspunkte zunächst ausgeklammert werden, aber eigentlich nach meiner Meinung besonders wichtig sind. Wegen des Fehlens einer allgemein akzeptierten einheitlichen Weltanschauung werden ethische Fragen heute kontrovers diskutiert. Vielleicht ist es in einer pluralistischen Gesellschaft sogar unmöglich, einen allgemein gültigen Konsens über medizinisch-ethische Fragen zu erreichen.

Olga stand zwischen russischer und deutscher Kultur, zwischen russischer und deutscher Medizin. In der damaligen DDR bemühten wir uns, allen CF-Kranken eine umfassende Behandlung nach westeuropäischen Standards zukommen zu lassen, auch unseren Gastpatienten aus dem östlichen Ausland. Dabei hatten wir durchaus Schwierigkeiten und Einschränkungen. Aber verglichen mit den Möglichkeiten unserer russischen Kollegen waren wir um ein Vielfaches besser gestellt. Davon hat auch Olga viele Jahre profitiert. Aber ihr Problem wurde nur hinausgeschoben, es konnte nicht endgültig gelöst werden.

Die Kollegen in der Klinik in Leningrad haben sich sicher die Entscheidung für die Tracheotomie und die künstliche Beatmung nicht leicht gemacht.

Wir wissen nicht, ob die Eltern oder die Patientin in diese Entscheidungsfindung mit einbezogen wurden. Als wir später von Olgas Schicksal erfuhren und über diese Probleme diskutierten, haben wir uns entschieden, daß wir für unsere Patienten ein solches aggressives Vorgehen (Tracheotomie oder Intubation und Beatmung) ablehnen wollen.

Inzwischen ist schon wieder viel Zeit vergangen, viele Veränderungen sind eingetreten, die Prognose der Mukoviszidose ist günstiger geworden, die Überlebenszeiten länger. Heute gibt es die Möglichkeit der nichtinvasiven Beatmung [1; 2] und für einige Patienten ist die Möglichkeit einer Transplantation in greifbare Nähe gerückt. Auch die Lungenspende durch nahe Verwandte ist schon genutzt worden [3], um den Mangel an Spenderorganen auszugleichen.

In dem vorliegenden Buch werden die Möglichkeiten und Grenzen der Masken-Beatmung kritisch erörtert. Dabei sollte das Schicksal der Olga B. aus Odessa nicht vergessen werden.

Literatur

1. Hodson ME, Geddes DM (1995) Cystic Fibrosis. Chapman & Hall, London
2. Caronia C, Silver P, Nimkoff L, Gorvoy J, Sagy M (1996) The use of Bi-level positive airway pressure (BIPAP) in end stage cystic fibrosis patients awaiting lung transplantation. Israel J Med Sci 32: S 244
3. Starnes VA (1996) Living related donor lung transplantation in CF patients. (Presentation at the 10th North American Cystic Fibrosis Conference, Orlando/Florida): Pediat Pulmonol, Suppl. 13: 121–122

1.2 14 Monate nasale Maskenbeatmung und erfolgreiche Lungentransplantation

W. Wiebicke

Summary: Fourteen Months of Nasal Mask Ventilation Followed by Successful Lung Transplantation in a Patient with Cystic Fibrosis

We report the history of a male patient with cystic fibrosis (homozygous for the delta F508 mutation) who developed life-threatening respiratory failure due to his advanced lung disease at the age of 26 years. Intermittent positive pressure via nasal mask proved efficacious in sustaining life until successful double-lung transplantation was performed 14 months later. In addition to all the other treatment measures, the noninvasive nasal respiratory support proved to be the key element in bridging the time gap between respiratory failure and transplantation. He is now able to pursue a normal life.

Einleitung

Die fortschreitende Lungenzerstörung durch chronische Infektion mit Pseudomonas aeruginosa führt bei den meisten Patienten mit cystischer Fibrose (CF) zu einer respiratorischen Partial- und einer Globalinsuffizienz. Die Besonderheiten des hier geschilderten Fallberichtes ergeben sich aus der geglückten Überbrückung der Zeit zwischen dem Auftreten der Globalinsuffizienz und der erfolgreichen Lungentransplantation durch die kontinuierliche Anwendung von nasaler intermittierender positiver Druckbeatmung mittels BIPAP. Entscheidend für die Auswahl des Patienten für eine nasale Maskenbeatmung waren auf der körperlichen Ebene die gut kompensierte Ernährungssituation und das Fehlen hepatischer Komplikationen, auf der psychischen Ebene die hohe Motiviertheit und Disziplin des Patienten. Zur Zeit der Anwendung lagen Berichte über kleine Serien von Patienten mit Mukoviszidose vor [1; 2; 4]. Eigene Untersuchungen über die Quantifizierung nächtlicher Hypoxämiephasen bei Patienen mit CF [3; 7], über die Anwendung von CPAP bei Kindern mit restriktiven Ventilationsstörungen [6] sowie von nasalem BIPAP bei einem Kind mit Skoliose [5] waren die Erfahrungsvoraussetzungen auf der Behandlerseite.

Patient

Unser männlicher Patient M. R., geb. 15.5.1967, erhielt die Diagnose CF im ersten Lebensjahr infolge des klinischen Vollbildes mit Maldigestion und respiratorischen Problemen. Das Schweißnatrium war mit 89 mmol/l erhöht. Die spätere (1993) molekulargenetische Charakterisierung ergab einen homozygoten Status für Delta F508. Außerdem wies die Erkrankung des 1963 geborenen Bruders zur Diagnose, der später mit 8 Jahren an einer pulmonalen Insuffizienz verstarb. Neben der Substitution von Pankreasenzymen und Vitaminen führten häufige Pneumonien zu intermittierenden stationären und ambulanten Antibiotikatherapien. Seine ihn allein betreuende Mutter führte regelmäßige Sekretdrainagen durch. Das Vorhandensein von Trommelschlegelfingern und überblähtem Thorax ab dem 10. Lebensjahr macht die Lungenbeteiligung zu diesem frühen Zeitpunkt deutlich. Zu dieser Zeit war Pseudomonas aeruginosa gelegentlich im Rachenabstrich nachweisbar. Eine konstante Besiedelung ab dem 16. Lebensjahr führte zur routinemäßigen dreimonatlichen intravenösen Therapie mit 2 pseudomonaswirksamen Antibiotika. Ab dem 19. Lebensjahr wurde bei fortschreitender Verschlechterung der Schlafqualität, dem Nachweis einer artiellen Hypoxämie und Rechtsherzhypertrophiezeichen im EKG eine nächtliche Sauerstofftherapie durchgeführt (Sauerstoffkonzentrator Permox, Fa. Dräger, Lübeck). Das klinische Bild war geprägt durch Dyspnoe in Ruhe bzw. bei geringen Belastungen. Mit 20 Jahren bestand der Patient sein Abitur. Dabei mußten die Lehrer ihn bei seinen Prüfungsarbeiten im Krankenhaus beaufsichtigen, wo er sich wegen einer akuten Verschlechterung seiner pulmonalen Insuffizienz und zur Abklärung einer Tuberkulinkonversion befand. Bei fehlendem Hinweis auf eine Lungentuberkulose wurde eine dreimonatige Chemoprophylaxe mit Isoniazid durchgeführt. Ein mit 21 Jahren am Heimatort begonnenes Chemiestudium mußte im ersten Semester wegen der Dyspnoe und schnellen Ermüdbarkeit auch bei Anwendung von mobilem Sauerstoff während der Vorlesungen abgebrochen werden. Ab jetzt bestand eine vollkommene Abhängigkeit vom Sauerstoff. Mit 24 Jahren war die Ateminsuffizienz soweit fortgeschritten, daß er das Haus nur für kurze unvermeidliche Gänge wie Arztbesuche und Krankenhausaufenthalte verließ. Mit 25 und 26 Jahren erfolgten drei Vorstellungen an der Medizinischen Hochschule Hannover (MHH) zur Evaluation für eine Lungentransplantation. Trotz der niedrigen Lebensqualität war von dort wegen des „stabilen" Zustands zunächst ein abwartendes Verhalten empfohlen worden, zumal der Patient seinerseits noch warten wollte. Weitere Kontakte erfolgten nur telefonisch, da der Patient nicht mehr reisefähig war. Die Blutgasanalyse zeigte eine konstante Hyperkapnie mit einem pCO_2 um 80 mmHg. Trotz stabilem Gesamtzustand auf niedrigem Niveau bestanden längere Phasen der Schläfrigkeit und eine nachlassende Konzentrationsfähigkeit, so daß z. B. Lesen oder eine längere Unterhaltung nicht möglich war. In diesem Stadium führte die Mutter am Tage und in der Nacht mehrstündige Klopfdrainagen zusätzlich zur autogenen Drainage durch. Im 26. Lebensjahr (11/93) war anläßlich einer stationären i. v.-Therapie mit Tobramycin und Ceftazidim eine Hyperkapnie mit pCO_2 bis 110 mmHg zu verzeichnen. Wegen des subjektiven Eindrucks einer Verschlechterung unter der Therapie mit empfundener Unmöglichkeit, zäher werden des Sputum zu mobilisieren, wurde die intravenöse Therapie abgebrochen mit Wechsel zu Ciprofloxacin i. v. und Colistin-Inhalationen. Eine vor einem Jahr begonnene Steroidtherapie wurde zeitweise auf 20–40 mg Decortin/Tag erhöht. Wesentlich schienen intensive stationäre atemtherapeutische Maßnahmen zur Unterstützung der Sekretdrainage.

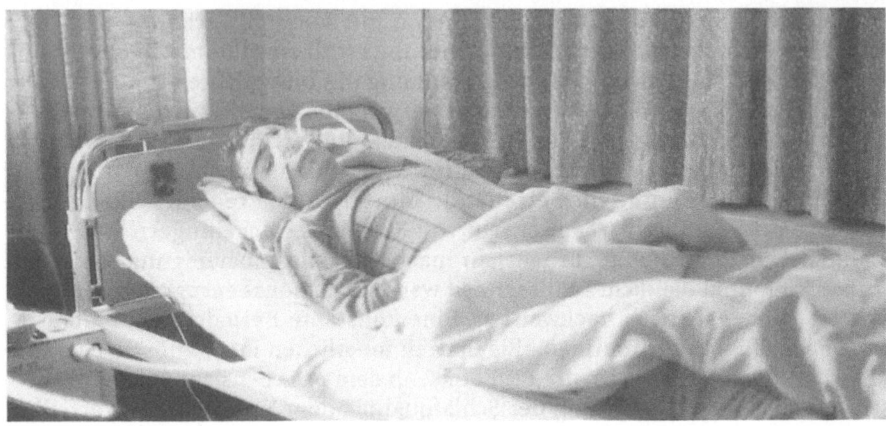

Abb. 1.1. 26jähriger Patient mit Mukoviszidose während der nasalen Maskenbeatmung (BIPAP-S, Fa. Stimotron, inspiratorischer Druck 7–10 cmH$_2$O, exspiratorischer Druck 0). Gleicher Patient wie auf Abb. 1.3. (*Wir danken Herrn M.R. für die freundliche Genehmigung zur Veröffentlichung des Fotos. Foto: W.Wiebicke, Bremen*)

Nach Ausschöpfung aller Maßnahmen bestand die Hyperkapnie weiter mit pCO$_2$-Werten um 80–100 mmHg. In dieser Situation wurde ab 11/93 eine nasale Maskenbeatmung mit dem BIPAP-S (Fa. Stimotron, Hamburg) begonnen. Der Patient verspürte sofort eine Erleichterung der Atmung und nahm das Gerät ohne Schwierigkeiten an (Abb. 1.1).

Bis zur Transplantation 1/95 war er ständig auf das Gerät angewiesen. Er tolerierte zu Hause und stationär täglich nur wenige Minuten ohne die BIPAP – Maske mit zusätzlichem Sauerstoff. Auch ein Vollbad wurde nur mit dieser Apparatur durchgeführt. Durch Probieren verschiedener Einstellungen des inspiratorischen und exspiratorischen Druckniveaus wurde vom Patienten ein inspiratorischer Druck von 7–8 (-10) cm H$_2$O, exspiratorisch zunächst 4, dann 0 cm H$_2$O gewählt. Eine Erhöhung der Drücke empfand der Patient als unangenehm oder schädlich, da sie vermeintlich die Sekretmobilisation beeinflußten. Durch einen Port an der Maske wurden 5 l/Min. Sauerstoff zugeführt, um die Sättigung bei 92% zu halten. Die pCO$_2$-Werte besserten sich auf 60–70 mmHg. Während der stationären Therapie 11/93–1/94 wurde die Indikation zur Lungentransplantation gestellt und der Patient auf die Warteliste der Medizinischen Hochschule Hannover gesetzt. Die Entlassung erfolgte mit BIPAP und 4–5 l Sauerstoff/Min.. Im Jahr 1994 erschien der Patient zu vier geplanten stationären Aufenthalten. Eine Steroidtherapie wurde mit Decortin 10–20 mg/Tag durchgeführt, ferner eine Digitalisierung und eine diuretische Therapie bei peripheren Ödemen. Wegen drohender Überlasung der pflegenden Mutter übernahm eine Krankenschwester stundenweise die häusliche Betreuung. Im Januar 1995 wurde die Lage unbeherrschbar, als der Patient die Nächte wegen Dyspnoe nur halbsitzend verbringen konnte und ein zweiter Sauerstoffkonzentrator zur Erhöhung des FiO$_2$ zusätzlich angeschlossen werden mußte, den der Patient bisher „in Reserve" im Hause hatte. Die Mutter konnte die Kraft nicht mehr aufbringen, den Sohn Tag

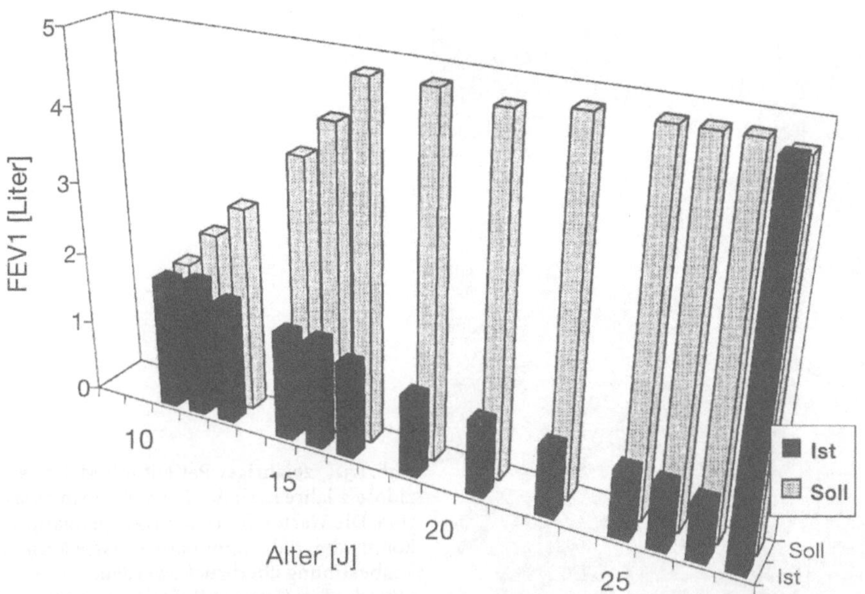

Abb. 1.2. Verlauf der Einsekundenkapazität bei einem Patienten mit Mukoviszidose, der im 28. Lebensjahr eine Lungentransplantation erhielt. Im Vergleich zu den Referenzwerten ist ein stetiger Abfall und eine Normalisierung nach der Transplantation zu verzeichnen

und Nacht zu versorgen. Die Kontaktaufnahme unsererseits mit dem Transplantationsteam in Hannover mit der Darlegung der kritischen Situation führte innerhalb von nur zwei Tagen zur Vermittlung eines Spenderorgans, so daß am 21.1.95 in Hannover eine Doppellungentransplantaion durchgeführt werden konnte. Nach einem Lungenödem (Reperfusionsschaden) und überstandener Sepsis konnte der Patient nach 3 Wochen entlassen werden. Zunächst erfolgten dort wöchentliche, später monatliche Ambulanzbesuche. Es wird eine Immunsupressionstherapie und eine komplexe Infektionsprophylaxe durchgeführt.

Der Verlauf der Einsekundenkapazität mit stetigem Abfall über die Jahre und mit einer Normalisierung nach der Transplantation ist der Abbildung zu entnehmen (Abb. 1.2). Zwei Jahre nach der Transplantation sind die Vitalkapazität (Referenzwerte) mit 5,6 (5,7) und die Einsekundenkapazität mit 5,4 (4,7) l weiterhin normal (Körpergröße 187 cm, Gewicht 67 kg).

Herr R. begann 18 Monate nach der Transplantation mit einer Ausbildung als Datenverarbeitungskaufmann bei einem großen Bremer Kaffeekonzern. Er fühlt sich trotz seiner früheren krankheitsbedingten Abgeschiedenheit im Vergleich zu den 10 Jahre jüngeren Kollegen gut integriert und gleichwertig, seine Lernfähigkeit und Ausdauer empfindet er als normal. Er ist sich bewußt, daß man ihm die Krankheit nicht ansieht, da er im Vergleich zu anderen CF-Patienten die typischen Stigmata wie Minderwuchs und chronischen Husten nicht hat. Regelmäßigen Sport treibt er nicht, ein tägliches Dauerlaufprogramm wurde wegen Knieschmerzen abgebrochen. Er fährt jedoch gern Fahrrad (Abb. 1.3).

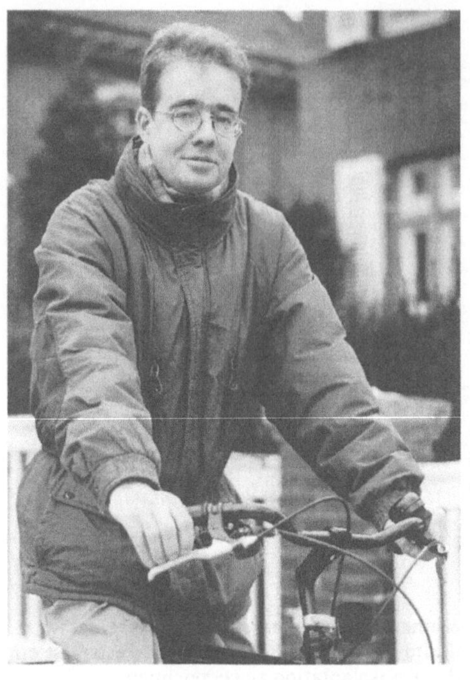

Abb. 1.3. 29jähriger Patient mit Mukoviszidose 2 Jahre nach der Lungentransplantation. Die Wartezeit bis zur Transplantation konnte durch die 14monatige nasale Maskenbeatmung überbrückt werden.
(*Wir danken Herrn M.R. für die freundliche Genehmigung zur Veröffentlichung des Fotos. Foto: W. Wiebicke, Bremen*)

Probleme bereiten konstante Ein- und Durchschlafstörungen, die erst seit der Transplantation bestehen. Als Erklärung hierfür akzeptiert er zwar die jahrelangen Störungen des Tag-Nacht-Rhythmus, die Ängste durch die lange Atemnot und die traumatischen Erlebnisse der Transplantation, jedoch hat eine begleitende Gesprächspsychotherapie noch keine Verbesserung bewirkt. Daher wird jetzt in einem psychosomatischen Institut durch eine intensivierte Verhaltenstherapie versucht, eine bessere Umstellung auf die jetzigen Lebensumstände zu erreichen. Differentialdiagnostisch ist auch an eine schlafbezogene Atmungsstörung zu denken, die zur Zeit ambulant abgeklärt wird. Neben der Ausbildung versorgt sich der Patient jetzt eigenständig, nachdem seine Mutter 1996 verstorben ist. Neben beruflichen Zielen verfolgt er den Plan einer Reise in die USA.

Diskussion

Der Einsatz der nasalen Maskenbeatmung erfolgte bei dem 26 Jahre alten Patienten mit zystischer Fibrose zu einem Zeitpunkt, als eine therapierefraktäre Verschlechterung der pulmonalen Insuffizienz mit Anstieg des pCO_2 bis 110 mmHg eintrat. Obwohl dieser Spitzenwert später nicht mehr auftrat, war die Besserung der Hyperkapnie oder eine Reduktion der Sauerstoffzufuhr weniger eindrucksvoll als die subjektiv empfundene Atemerleichterung. Retrospektiv wäre bei Fortschreiten der Lungenerkrankung zu einem späteren Zeitpunkt ein Wechsel zu einer druck- oder volumengesteuerten Beatmung möglich gewesen, doch wurde das im Ganzen doch gut funktionierende Verfahren nicht geändert. Das Bewußtsein der Abhängigkeit vom Gerät und die unsichere Vision über das „Ob" und „Wann" einer dadurch fast unausweichlich am Ende stehenden Transplantation wurde angesprochen. Der positiven Denkart dieses Patienten ist es jedoch zuzuschreiben, daß die Form der Behandlung keine zusätzlichen Ängste auslöste. Schließlich hatte ja schon vorher eine vollständige Abhängigkeit vom Sauerstoff bestanden. Im Gegenteil war die Effektivität für den Patienten in Bezug auf die nachlassende Atemnot und den besseren Schlaf so beeindruckend, daß immer eine hohe Akzeptanz bestand. Ängste knüpften sich an das mögliche Versagen der BIPAP- und Sauerstoffanwendung, denkbar durch Stromausfall oder Gerätedefekt. Angesichts der Schwere der pulmonalen Insuffizienz wurde dieses auch ärztlicherseits als medizinisches Risiko gesehen. Deshalb wurde in der Patientenwohnung eine Sauerstoffflasche und ein zweiter Sauerstoffkonzentrator bereitgestellt. Probleme der BIPAP-Anwendung traten regelmäßig bei den Transporten mit Rettungswagen in die Klinik auf, da die Kombatibilität der von der Firma Stimotron gelieferten Stecker zum Spannungsumwandler (12 V Gleichstrom – 220 V Wechselstrom) nicht paßten.

Als Nebenwirkung trat wiederholt eine nässende Hautrötung an den perinasalen Kontaktflächen der Maske (Stimotron) auf. Die Hautpflege erfolgte bei Nachweis von Candida albicans u. a. mit nystatinhaltigen Salben. Nach der Transplantation war der Patient durch das Fehlen des BIPAP-Gerätes sehr verunsichert, diese Umgewöhnung ging nach eigenen Angaben nur langsam vonstatten. Es ist zu erwarten, daß andere Patienten diesen plötzlichen „Entzug" gleichermaßen als traumatisch erleben, so daß der psychologischen Begleitung nach der Transplantation zur Bewältigung der Umstellung auf ein gänzlich neues Lebensgefühl noch mehr Aufmerksamkeit geschenkt werden sollte.

Literatur

1. Bellon G, Mounier M, Guidicelli J, Gerard M, Alkurdi M (1992) Nasal intermittent positive pressure ventilation in patiens with cystic fibrosis. Eur Respir Rev 2: 357–359
2. Hodson ME, Madden BP, Steven MH, Tsang VT, Yacoub MH (1991) Non-invasive mechanical ventilation for cystic fibrosis patients – a potential bridge to transplantation. Eur Respir J 4: 524–527
3. Montgomery M, Wiebicke W, Bibi H, Pagtakhan R, Pasterkamp H (1989) Home measurement of oxygen saturation during sleep in patients with cystic fibrosis. Pediatr Pulmonol 7: 29–34
4. Piper AJ, Parker S, Torzillo PJ, Sullivan CE, Bye PT (1992) Nocturnal nasal IPPV stabilizes patients with cystic fibrosis and hypercapnic respiratory failure. Chest 102: 846–850
5. Wiebicke W, Haun C (1993) Variabler CPAP: Konservative Therapie der Ateminsuffizienz bei einem Kind mit schwerer Kyphoskoliose. Monatsschr Kinderheilkd 141(Suppl.1): S 61
6. Wiebicke W, Pasterkamp H (1988) Long-term continuous positive airway pressure in a child with asphyxiating thoracic dystrophy. Pediatr Pulmonol 4: 54–58
7. Wiebicke W, Pasterkamp H (1990) Häusliche Messung der nächtlichen Sauerstoffsättigung bei Patienten mit cystischer Fibrose. Kinderarzt 21: 612–615

2 Chronische respiratorische Insuffizienz

Chronic respiratory failure

2.1 Die nichtinvasive Beatmung – Überblick

C.-P. Criée, G. Laier-Groeneveld

Summary: Noninvasive Mask Ventilation: A Review

The introduction of the nasal airway access, as an alternative to the endotracheal or the tracheostomal tube, has extended the application of inspiratory positive pressure ventilation to patients in a chronic state of disease and outside the intensive care unit. Nasal mechanical ventilation is noninvasive and can be performed by patients whenever the necessity arises.

Patients in a state of chronic ventilatory failure due to muscular and chest wall disorders improve constantly during intermittent nasal ventilation. The overall improvement in patients with chronic obstructive pulmonary disease (COPD) can not be predicted, but noninvasive ventilation is a realistic alternative in selected patients when conventional therapy has failed.

Die nichtinvasive Beatmung wird seit ca. zehn Jahren zunehmend zur Therapie der ventilatorischen Insuffizienz (Pumpinsuffizienz) eingesetzt. Wie bei kaum einer anderen Therapieform hängt der Erfolg ganz entscheidend von der Kenntnis der sich veränderten *pathophysiologischen Betrachtung der respiratorischen Systems* ab. Es werden jetzt *zwei Kompartimente* unterschieden, *das gasaustauschende Organ Lunge und die sie ventilierende Atempumpe.* Ist die Atempumpe in der Lage, für eine ausreichende alveoläre Ventilation zu sorgen, führen Störungen im gasaustauschenden Organ *Lunge* lediglich zur *Hypoxie* (respiratorische Partialinsuffizienz), die mit Ausnahme von schwersten Lungengerüsterkrankungen, z. B. bei ARDS, Pneumonie oder fibrosierender Alveolitis, praktisch immer durch externe O_2-Zufuhr normalisiert werden kann. Dagegen führt eine *unzureichende Atempumpfunktion (ventilatorische Insuffizienz, Pumpeninsuffizienz)* zur alveolären Hypoventilation mit *Hyperkapnie* und konsekutiver Hypoxie (respiratorische Globalinsuffizienz). Durch die nichtinvasive Beatmung wird die Atempumpfunktion verbessert, sie ist also dann indiziert, wenn die Atempumpe insuffizient ist, d. h. wenn Hyperkapnie auftritt.

Pathophysiologie der Atempumpe

Die Atempumpe besteht aus
- dem Atemzentrum,
- den abführenden Nerven und
- als Kernstück der Thoraxwand mit den Inspirationsmuskeln und dem knöchernen Thorax.

Eine Vielzahl von Störungen beeinträchtigt die Atempumpe vom Atemantrieb bis zu dessen Transformation in Ventilation. Zur Aufrechterhaltung einer normalen Ventilation müssen die Inspirationsmuskeln bei restriktiver Ventilationsstörung (z. B. Kyphoskoliose, Lungengerüsterkrankung) die steifere Lunge mit erhöhter Kraft dehnen oder bei obstruktiven Lungenerkrankungen (z. B. Asthma, COPD) durch stärkere Kraft den erhöhten Atemwegswiderstand überwinden. Somit erhöht sich bei jedem einzelnen Atemzug der Inspirationsdruck (PI), wodurch die Last der Atempumpe erhöht wird. Auf der anderen Seite wird die Kapazität der Atempumpe Inspirationsdrücke zu entwickeln durch eine Vielzahl von Erkrankungen eingeschränkt. Die Kapazität wird durch mehrmals wiederholte Messungen des Drucks bei maximaler willkürlicher Inspiration gegen ein geschlossenes Ventil bestimmt (PImax) [2].

Die Kapazität der Inspirationsmuskeln ist bei Patienten mit Muskelschwäche (z. B. neuromuskuläre Erkrankungen), bei Patienten mit unökonomischer Kopplung der Muskeln mit dem knöchernen Thorax (z. B. Kyphoskoliose) oder auch bei Patienten mit Lungenemphysem durch die Verkürzung der Inspirationsmuskeln und die veränderte Geometrie bei den tiefstehenden, abgeflachten Zwerchfellen reduziert (Übersicht bei [2]). Durch die Erhöhung der Last (PI) und/oder Einschränkung der Kapazität (PImax) wird die Leistungsfähigkeit der Inspirationsmuskulatur begrenzt. Die Inspirationsmuskeln sind Skelettmuskeln und ihre physiologischen Eigenschaften entsprechen denen anderer Skelettmuskeln und sind daher ermüdbar. Unter Ermüdung wird der Funktionsverlust durch Überanspruchung verstanden. Die Ermüdbarkeit hängt vom Verhältnis der aktuellen Beanspruchung (Last) zur maximalen Kraft (Kapazität) der Muskulatur ab. Bei den Extremitätenmuskeln tritt Ermüdung ein, wenn die Haltekraft mehr als 15% der maximalen Haltekraft beträgt. *Die Inspirationsmuskeln ermüden innerhalb weniger Minuten, wenn bei jedem Atemzug mehr als 35–40% der maximalen Inspirationskraft entwickelt wird, wenn also der bei jedem Atemzug entwickelte Inspirationsdruck 35–40% des maximalen Inspirationsdrucks überschreitet (PI/PImax > 35–40%).* Könnte die Inspirationsmuskulatur ohne Ermüdung dauerhaft ihre Kapazität ausnutzen („Betrieb auf vollen Touren") würde bei nahezu allen Erkrankungen die alveoläre Ventilation ausreichen, um zumindest das überschüssige Kohlendioxid zu eliminieren, also der arterielle Kohlendioxiddruck (p_aCO_2) normal sein. Lediglich bei völlig destruierten Lungen, wie z. B. beim fortgeschrittenen ARDS, ist eine normale Ventilation trotz maximaler Lungenbelüftung nicht mehr zu erreichen. Generell komm es aber nur durch den ermüdungsbedingten Funktionsverlust der Inspirationsmuskeln infolge Überbeanspruchung zur unzureichenden alveolären Ventilation und damit zur Hyperkapnie (p_aCO_2

>45mmHg). Bei akut hoher Belastung mit rasch progredienter Ermüdung (z. B. akuter Asthmaanfall) resultiert eine myogenes Pumpversagen mit zunächst Tachypnoe begleitet von progredienter Hyperkapnie und schließlich Apnoe. Bei weniger progredienten Krankheitsverläufen mit chronischen Belastungen (z. B. neuromuskulären Erkrankungen, Kyphoskoliose, COPD) wird durch Feedback-Mechanismen der zum kompletten Pumpversagen führende Ermüdungsprozeß aufgehalten, indem eine weitere Atemantriebssteigerung verhindert wird (zentralnervöse Anpassung an peripherer Ermüdung). Hierdurch werden die Inspirationsmuskeln geschont, jedoch muß dafür eine unzureichend alveoläre Ventilation mit Hyperkapnie inkauf genommen werden.

Therapie der Atempumpe

Therapeutisch steht die Behandlung der Grunderkrankung im Vordergrund. Bei den zur muskulären Überlastung führenden Erkrankungen muß die Last gesenkt und/oder die Kapazität erhöht werden. So wird z. B. bei der Therapie der Lungengerüsterkrankung oder des Asthma bronchiale die Last gesenkt, bei der Therapie von beispielsweise Myasthenia gravis oder Unterernährung die Kapazität erhöht. Bei unbeeinflußbarer Grunderkrankung, z. B. neuromuskulären Erkrankungen, inoperabler Skoliose oder irreversibler Atemwegsobstruktion, bleibt nur der direkte Eingriff in die Atempumpe. Eine klinisch relevante Steigerung der Pumpfunktion bei ateminsuffizienten Patienten ist weder durch Pharmaka (auch nicht durch Theophyllin) noch durch Muskeltraining bewiesen.

Durch eine intermittierende Beatmung, die bei Anwendung eines nichtinvasiven Zugangs über eine Nasenmaske von den Patienten selbst durchgeführt werden kann (intermittierende Selbstbeatmung, ISB), kann unabhängig von der Grunderkrankung die Atempumpfunktion gesteigert werden.

Intermittierende Selbstbeatmung (ISB)

Ihr liegt das Prinzip zugrunde, daß Ermüdung durch Erholung rückgängig zu machen ist. *Durch eine kontrollierte Beatmung wird die Inspirationsmuskulatur über Stunden ruhiggestellt und kann sich erholen, so daß bei Wiedereinsetzen der Spontanatmung die ermüdungsbedingten Funktionseinschränkungen nicht mehr bestehen bzw. reduziert sind.*

Durch den regelmäßigen Einsatz der Beatmung (z. B. über zwölf Stunden pro Tag, vorwiegend nachts) wird eine erneute Ermüdung verhindert oder eine sich erneut eingestellte Ermüdung rückgängig gemacht. Durch die hierdurch verbesserte Pumpfunktion erhöht sich die alveoläre Ventilation, wodurch Hyperkapnie und Hypoxie vermindert werden.

Somit wird durch die Übernahme der Atempumpfunktion durch den Respirator einerseits die Zeit überbrückt, bis bei reversiblen Störungen die Therapie wirkt (z. B. Intoxikation, Pneumonie, Asthmaanfall), andererseits aber auch durch die kontrollierte Beatmung die ermüdungsbedingten Funktionseinschränkungen der Inspirationsmuskulatur rückgängig gemacht. Nach Beendigung der Respiratortherapie ist die Fähigkeit zur Spontanatmung erneut von dem nun durch die zwischenzeitliche Therapie und die Erholung von Ermüdung verändertem Verhältnis von Last zu Kapazität der Inspirationsmuskulatur abhängig. Eine Ausnahme bilden hier nur die tatsächlichen Atemantriebsstörungen (z. B. Undines-Fluch-Syndrom) die aber nur einen verschwindend geringen Anteil von respiratorabhängigen Patienten ausmachen und durch einfache Bedside-Methoden diagnostiziert werden können. Ist also nach Beendigung der Respiratortherapie die Last extrem hoch wie z. B. beim ARDS oder bei einer schwersten Atemwegsobstruktion oder aber die Kapazität der Muskulatur extrem niedrig, wie z. B. im Endstadium einer amyotrophen Lateralsklerose, ist Spontanatmung nur über wenige Minuten möglich, da dann wieder rasch die Erschöpfung der Atemmuskulatur einsetzt. War die zur Beatmung führende Grunderkrankung zumindest teilreversibel und hat sich das Verhältnis von Last zur Kapazität entscheidend verbessert, wird anschließend Spontanatmung unlimitiert möglich sein. Zwischen diesen beiden Extremen liegen diejenigen Patienten, die bei schwerer irreversibler Grunderkrankung zwar durchaus einige Stunden oder auch einige Tage spontan atmen können, aber dann wegen zunehmender Ermüdung der Atemmuskulatur wieder der Respiratortherapie bedürfen. Dies sind im wesentlichen Patienten mit chronisch thorakalen Erkrankungen wie Skoliose, neuromuskuläre Erkrankungen oder chronischer Atemwegsobstruktion und Lungenemphysem.

Die nichtinvasive Beatmung

Die Mehrzahl der Patienten benötigt die intermittierende Selbstbeatmung weniger als 15 h pro Tag, oftmals nur während der Nacht. Daher ist in der Regel ein nichtinvasiver Beatmungszugang ausreichend. Erst bei zunehmender ventilatorischer Insuffizienz mit Verkürzung der Spontanatmungsintervalle ist der Wechsel zum invasiven Beatmungszugang Tracheostoma zu erwägen.

Seit der Einführung von Masken als Beatmungszugang hat sich der Indikationsbereich der maschinellen Beatmung erheblich erweitert, sowohl weg von der Intensivstation auf die Normalstation und in den häuslichen Bereich, als auch in ein frühes Stadium der Ateminsuffizienz, deutlich bevor die Beatmung unvermeidlich wird, um den Tod des Patienten zu verhindern.

Die nasale intermittierende Selbstbeatmung (nISB) ist nichtinvasiv. Sie ermöglicht dennoch die Anwendung einer Vielzahl von Beatmungsverfahren. Sie kann daher wie die invasive Beatmung individuell auf den Patienten eingestellt werden und wird nahezu jeder pathologischen Veränderung des beatmeten Organes Lunge gerecht.

Der nichtinvasive Beatmungszugang bringt im wesentlichen folgende *Vorteile*:
- Er wird deutlich besser toleriert als die invasiven Beatmungszugänge Trachealkanüle oder endotrachealer Tubus, sofern individuelle Masken benutzt werden. Selbst im Falle akuter Beatmungspflicht erfordert die Maskenbeatmung daher keinerlei Sedation oder Relaxation.
- Der Beatmete kann den Beatmungszugang selbst anlegen. Er kann daher die Beatmung beginnen und beenden, wann immer dies notwendig wird.

- Der Beatmungszugang Nasenmaske kann zur Spontanatmung jederzeit entfernt werden. Dadurch besteht im Gegensatz zur Trachealkanüle und zum endotrachealen Tubus keine zusätzliche Stenose der Atemwege, die von dem Ateminsuffizienten zusätzlich überwunden werden muß.
- Die Atemwege bleiben intakt. Die natürlichen Mechanismen der Sekretentfernung, Husten und mukoziliäre Clearancen, werden nicht beeinträchtigt. Sekretretention und Absaugpflicht sind bei nichtinvasiv Beatmeten auch bei vollständig fehlendem Hustenstoß die Rarität.
- Die Vorteile der Beatmung können sehr frühzeitig ausgenutzt werden. Notfallbeatmung und nächtliche Intubationen sind vermeidbar, da die zurückhaltende Indikationsstellung zur Beatmung aus Furcht vor einer Dauerbeatmung gerade bei weit fortgeschrittenen Erkrankungen aufgegeben werden kann. Tritt bei hyperkapnischen Patienten nach Einleitung einer medikamentösen Therapie eine Besserung nicht innerhalb weniger Stunden ein, so kann mit der Beatmung über die Nasenmaske begonnen werden. Mit diesem Konzept werden Intubationen und Verlegungen auf die Wachstation insbesondere bei akut exazerbierter COPD zu Seltenheit.
- Selbst unter Beatmung kann der Patient kommunizieren. Er kann über sein Wohlbefinden und den Grad seiner Dyspnoe Auskunft geben und so bei der optimalen Einstellung der Beatmungsparameter und bei der Erkennung von technischen Problemen mitwirken. Er kann Abhusten unter Beatmung. Bei fehlendem Hustenstoß kann die Beatmung zur tieferen Inspiration (2–3 Atemzüge) und zur forcierten (mittels Thoraxkompression assistierten) Exspiration benutzt werden.
- Die nichtinvasive nasale Beatmung reduziert den Grad der Immobilisation und verhindert zusätzliche Probleme durch die Inaktivität. Die Beatmung kann im Bett, im Sitzen und während des Gehens durchgeführt werden, so daß viele Aktivitäten, wie Lesen, Schreiben etc., auch unter Beatmung möglich werden. Geübte sind während sie sich beatmen, in der Lage, Reden zu halten und aktiv an Diskussionen teilzunehmen. Die Beatmung kann jederzeit rasch beendet werden. Die körperliche Aktivität ist daher durch die Therapie nicht zusätzlich über den Grad der Behinderung durch die Grunderkrankung hinaus eingeschränkt.
- Das nichtinvasive Beatmungssystem ist unproblematisch. In der Regel werden dem durch seine Grunderkrankung Behinderten aufwendige Maßnahmen wie Desinfektion, Befeuchtung oder Wartungsarbeiten nicht abverlangt. Außerhalb der Wachstation sind solche Maßnahmen zur Verhinderung von nosokomialen pulmonalen Infektionen nicht notwendig. Eine Eigeninfektion des Beatmeten ist nicht möglich. Nur normale Sauberkeit im Umgang mit den Geräten ist notwendig.
- Das System ist klein und handlich und wird bei entsprechender Nachfrage zukünftig noch kleiner und handlicher werden. Viele Patienten unternehmen trotz intermittierender Beatmung weite Reisen auch im Flugzeug. Eine Reihe von Fluggesellschaften gestattet den Betrieb der Geräte an Bord. Patienten unter intermittierender Beatmung genießen häufig ein soziales Leben, ohne durch die erforderliche Therapie, welche dies ermöglicht, wesentlich eingeschränkt zu sein.

Folgende *Anforderungen* sind an den Beatmungszugang Nase zu stellen:
- Es dürfen keine Undichtigkeiten auftreten, die die Beatmungsqualität beeinträchtigen.
- Trotz optimaler Dichtigkeit dürfen keine Druckstellen auftreten, selbst nach kontinuierlichem Gebrauch über mehrere Tage.
- Eine ausreichend lange Haltbarkeit muß gewährleistet sein. Eine Haltbarkeit von unter 6 Monate sollte nicht akzeptiert werden.
- Ästhetische Aspekte müssen berücksichtigt werden. Eine unansehnliche Beatmungsmaske verhindert die Akzeptanz und kann daher Ursache für ein Versagen der Behandlung sein.

Die Kriterien sind in der Regel nur durch *Nasenmasken* erfüllt. Kommt es zu einer Schädigung der empfindlichen Haut im Bereich der Nase etwa durch Konfektionsmasken, so wird die Fortführung der nichtinvasiven Beatmung in Frage gestellt. *Aus diesen Gründen sollten bis auf wenige Ausnahmen zur nichtinvasiven Selbstbeatmung nur individuelle Masken eingesetzt werden.* Ist der Patient sehr kurzluftig, z. B. im Rahmen einer akut beatmungspflichtigen Exazerbation, so kann der Komfort der Maske für den Erfolg entscheidend sein. Es stehen Akutmasken, die innerhalb von 20 min. direkt am Krankenbett hergestellt werden können, sowie Dauermasken zur ambulanten Behandlung zu Verfügung.

Beschreibungen zur Anfertigung von individuellen Akut- und Dauermasken werden in [2] gegeben, die Methode kann in den Kliniken der Mitglieder der Arbeitsgruppe Heim- und Langzeitbeatmung [8] nach Absprache erlernt werden.

Sind Maßnahmen zur Reduzierung der Leckage bei nasaler Beatmung wie Verlängerung der Inspirationszeit mit verzögertem Druckanstieg, günstige Lagerung, Vermeidung von Schlafmitteln und Alkohol sowie ausreichende, zusätzliche Beatmungszeiten am Tage unzureichend, sollte eine Mund-Nasen-Maske zum Einsatz kommen. Dabei wird die Nasenmaske über Mund und Kinn heruntergezogen. Eine zufriedenstellende Dichtigkeit ist nur zu erreichen, wenn die Maske mit einer Bißschiene an den Zähnen fixiert wird. Haltebänder sind dann in der Regel überflüssig. Sie können bei höheren Beatmungsdrücken zusätzlich benutzt werden.

Die Herstellung der Mund-Nasen-Maske erfordert Abdrücke von der oberen und unteren Zahnreihe, von Nase und peroral sowie vom Mund. Sie wird dann in Teilen hergestellt. Diese werden am Patienten verschlüsselt. Letzteres ist besonders aufwendig, da hierdurch der Anpreßdruck und die Dichtigkeit wesentlich bestimmt werden.

Allerdings sind Sprechen und Abhusten deutlich mehr behindert als bei der Beatmung über die Nasenmaske. Mund-Nasen-Masken werden daher erst eingesetzt, wenn die Nasenmaskenbeatmung unzureichend ist.

Bei längerer Beatmungspflicht am Tage kann ein Mundstück als Beatmungszugang verwendet werden. Bewährt hat sich ein dem Pfeifenmundstück ähnliches, das mit den Zähnen gehalten werden kann. Es ist kosmetisch wenig beeinträchtigend und kann zum Sprechen aus dem Mund genommen werden. Die Gesprächspausen dienen dann der Beatmung.

Zur Beatmung im Schlaf ist dies Verfahren nicht geeignet. Es gibt Mundmasken, die fixiert werden können. Aus einem Zentrum in den Vereinigten

Staaten wird über gute Erfahrungen mit diesem System berichtet. Nasenmasken werden jedoch weit besser toleriert.

Die unerwünschten Wirkungen der Maskenbeatmung sind in Tabelle 2.1 aufgeführt. Das Fehlen lokaler Probleme durch die Maske ist allerdings durch den ausschließlichen Gebrauch von individuell angefertigten Nasenmasken zu erklären. Insbesondere Blähungen erreichen bei etwa 40% der Patienten ein stark beeinträchtigendes Ausmaß. Medikamente gegen Blähungen sowie Änderungen der Körperposition und Beatmungspausen lindern diese Beschwerden. Insgesamt lehnten 6% der Patienten die Behandlung ab.

Tabelle 2.1. Nebenwirkungen der nichtinvasiven Selbstbeatmung

Lokale Probleme an der Maske	0/219
Bauchbeschwerden	67/219
Blähungen	104/219
Schlafprobleme	27/219
Ineffektivität durch Mundleck	9/219
Erbrechen	4/219
Therapie verweigert	8/227

Negativdruckbeatmungsverfahren

Infolge Unhandlichkeit, geringer Effektivität und Nebenwirkungen wie das Auftreten einer obstruktiven Apnoe im Schlaf durch fehlende Synchronisation der Rachenmuskulatur bei der Einatmung ist diese Beatmungsform gegenüber der Überdurckbeatmung weit in den Hintergrund geraten. Ihre Wirksamkeit ist aber aus den Poliomyelitiszeiten hinreichend bekannt. Zur intermittierenden Selbstbeatmung mittels Überdruck kommt derzeit wohl nur noch dem Kuirass Bedeutung zu. Dies ist eine Hartschale, die den Brustkorb und das Abdomen überspannt. Konfektionskuirasse sind in mehren Größen verfügbar. Eine individuelle Anfertigung ist möglich.

Das Verfahren sollte nicht in Vergessenheit geraten. wir konnten Patienten mit zusätzlicher Kuirassbeatmung eine gute Lebensqualität bereiten, nachdem die alleinige nichtinvasive Überdruckbeatmung infolge Gesichtsdeformitäten gescheitert war.

Indikationen und Ergebnisse der nichtinvasiven Beatmung

Es ergeben sich drei unterschiedliche Zeitpunkte zur Indikationsstellung für die nichtinvasive Selbstbeatmung:
1. auf der Intensivstation nach Respiratortherapie, wenn sich während des *Weanings* herausstellt, daß eine weitere Respiratorabhängigkeit besteht;
2. bei *akuter Ateminsuffizienz,* um eine Intubation zu vermeiden.
3. während des ***chronischen Stadiums der Erkrankung*** mit nur geringer Progredienz.

Weaning nach invasiver Beatmung

Durch die nichtinvasive Beatmung ist die Entwöhnung von invasiver Beatmung oft auch bei scheinbar aussichtslosen Fällen möglich. Wir haben schon 1989 über 5 Patienten berichtet, die nach Langzeitbeatmung von 57–112 Tagen auf der Intensivstation nicht suffizient entwöhnt und dann durch die nichtinvasive Beatmung auf der Allgemeinstation in die Heimbeatmung überführt werden konnten [7]. Gerade bei der Entwöhnung (weaning) von der Respiratortherapie sind zwei Prinzipien der nichtinvasiven intermittierenden Beatmung gegenüber den invasiven Weaning-Verfahren von entscheidendem Vorteil, da sie die Pathophysiologie der Atemmuskulatur berücksichtigen:

- Die Spontanatmung erfolgt über die natürlichen Atemwege und nicht über einen Trachealtubus oder eine Trachealkanüle. Wir konnten schon 1983 zeigen [3], daß die Tracheal- und Nasaltuben mit einem Innendurchmesser von 7 bzw. 8 mm die Last der Inspirationmuskeln verdoppeln und daher das für die Ermüdung kritische Verhältnis von PI/PImax so stark verschlechtern, daß hierdurch die Spontanatmungsdauer limitiert wird.
- Durch die passive kontrollierte Beatmung wird die gesamte Atemarbeit vollständig auf die Maschine übertragen, so daß sich die Inspirationsmuskulatur erholen kann. Die erholte und funktionsgestärkte Atemmuskulatur kann daraufhin über längere Zeit die Spontanatmung aufrecht halten, so daß immer längere Spontanatmungszeiten und immer kürzere Beatmungszeiten (mit kontrollierter Beatmung) resultieren. Dagegen sind augmentierende oder assistierte Beatmungsverfahren, wie ASB, SIMV, MMV, Biphasic PAP usw. weniger für die Entwöhnung geeignet, da sie keine vollständige Ruhigstellung der Inspirationsmuskulatur bewirken, so daß der Erholungseffekt gering ist [10; 14]. Erst kürzlich konnte in einer Multicenterstudie gezeigt werden, daß eine Entwöhnung wesentlich besser gelingt, wenn der Patient über einen bestimmten Zeitraum spontan atmet um anschließend zur Erholung kontrolliert beatmet zu werden, als wenn die nur teilentlastenden Beatmungsverfahren wie SIMV oder Druckunterstützung angewendet werden [4]. Entwöhnungskonzepte mit größtmöglicher Schonung der Atemmuskulatur werden bei schwer Entwöhnbaren erfolgreich eingesetzt [6], wobei die Patienten mit weiterbestehender Respiratorabhängigkeit mit nun längeren Spontanatmungsphasen in die Heimbeatmung entlassen werden können [2; 6].

Akute respiratorische Insuffizienz

Bei Patienten mit chronisch thorakaler Grunderkrankung führen häufig schon geringfügige Komplikationen wie bronchopulmonaler Infekt oder leichte Zunahme der Obstruktion zur akuten Ateminsuffizienz. Um eine Intubation und damit einen meist langdauernden Aufenthalt auf der Intensivstation zu vermeiden, sollte bei zunehmender Verschlechterung einer sonst chronischen stabilen thorakalen Erkrankung unverzüglich mit der Maskenbeatmung begonnen werden. Eine Übersicht wird in 3.1 dieses Buches gegeben.

Chronische respiratorische Insuffizienz

Bei chronisch thorakaler Erkrankung ergibt sich die Indikation zur ISB aus der subjektiven Symptomatik (Dyspnoe, Schlafstörungen, Einschlafneigung, Kopfschmerzen, Konzentrationsstörungen bis hin zu psychiatrischen Symptomen), die mit einer Hyperkapnie zumindestens während des Schlafs assoziiert ist. Als Risikoprofil gilt eine Einschränkung der Vitalkapazität auf unter 20% des Sollwertes, ein maximaler statischer Inspirationsdruck (PImax) geringer als 30 cm H_2O, eine kritisch hohe Beanspruchung der Atempumpe sowie eine Hyperkapnie unter Belastung [8]. Natürlich müssen zunächst alle konservativen Behandlungsmöglichkeiten ausgeschöpft sein. Nach Verbesserung der Ventilation durch die Heimbeatmung ist in einem Auslaßversuch nochmals die Indikation zu prüfen. Die Einleitung der ISB erfolgt im Krankenhaus. Zur möglichst kompletten Entlastung wird auch bei diesen Patienten eine kontrollierte Beatmung vorgezogen, wobei unter Beatmung normale bis leicht erniedrigte p_aCO_2-Werte anzustreben sind. Die teilentlastenden Beatmungsformen (z. B. Druckunterstützung) haben die Vorteile der oftmals besseren Akzeptanz, der oft leichteren Adaptation und der geringeren Kosten. Sie können bei nur inkompletter Entlastung der Atemmuskulatur in leichteren Fällen angewandt werden [5; 12]. Die Beatmungsdauer (in der Regel 8-14 h/Tag) muß individuell anhand vom subjektiven Befinden, den arteriellen Blutgasen und den Inspirationsdrücken ermittelt werden. Da bei Patienten mit ventilatorischer Insuffizienz der p_aCO_2 insbesondere nachts auf kritische Werte ansteigt, muß auf jeden Fall während der Nacht beatmet werden. Empfehlungen zur Indikation, Durchführung und Technik bzw. technischem Bedarf wurden von einer Expertengruppe publiziert [8; 9]. Die Langzeitergebnisse der Londoner Arbeitsgruppe von A. K. SIMONDS und M. W. ELIOTT [13] stimmen mit unseren Ergebnissen überein (Abb. 2.1): Gemeinsames Ergebnis bei den prospektiven Langzeituntersuchungen ist, daß Patienten mit extrapulmonalen restriktiven Lungenerkrankungen (neuromuskuläre Erkrankungen, Kyphoskoliose und posttuberkulöses Syndrom) innerhalb von 5 Jahren eine Letalität von maximal 20% aufweisen und bei Patienten mit COPD demgegenüber eine 5-Jahres-Letalität von 50–60% besteht (Abb. 2.1). Ursache für diese Differenz ist, daß bei den extrapulmonalen restriktiven Erkrankungen der Funktionsverlust der Atempumpe bei sonst gesunder Lunge durch die Beatmung behandelt werden kann, bei den Patienten mit COPD aber eine Vielzahl von zusätzlichen Krankheitsprozessen wie Dyskrinie, Bronchospasmus, Infekte, Katabolie und das oftmals ausgeprägte Cor pulmonale die Prognose limitieren.

Wie auch bei invasiver Heimbeatmung [11] ist die Prognose bei Patienten mit Bronchiektasen besonders schlecht, auch hier liegt die Ursache in der durch Infekte erheblich destruierten Lunge. Nach unseren Erfahrungen am Beispiel von Patienten mit neuromuskulären Erkrankungen kann analog zu den Ergebnissen von SIMONDS und ELIOTT [13] bestätigt werden, daß die arteriellen Blutgase bei Spontanatmung über Jahre im Normbereich gehalten werden können, wobei allerdings bei progredienter Erkrankung längere Beatmungszeiten notwendig sind.

Auch bei einer eingehenden Untersuchung der *Lebensqualität von Patienten unter Maskenbeatmung* zeigte sich, daß Patienten mit extrapulmonalen restriktiven Lungenerkrankungen erheblich stärker profitieren als Patienten mit COPD

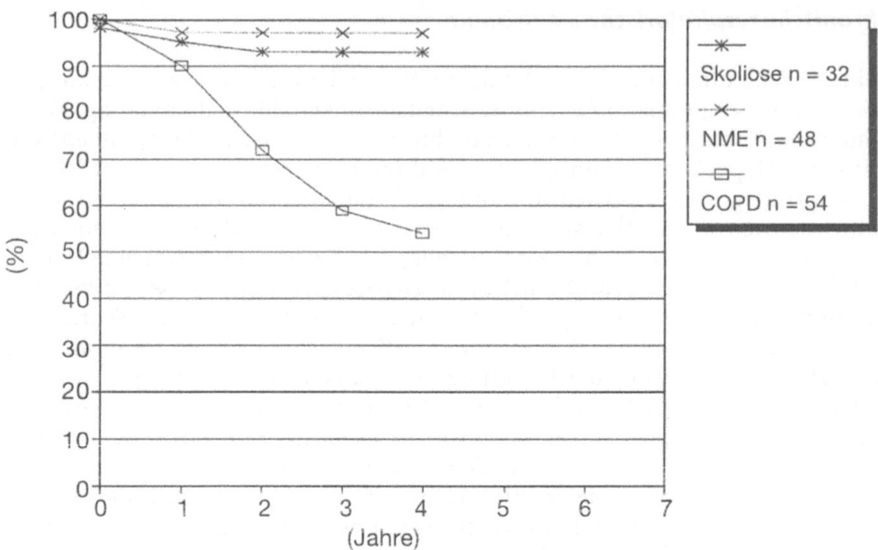

Abb. 2.1. Prognose bei Patienten mit unterschiedlichen Grunderkrankungen unter nichtinvasiver Selbstbeatmung. Ergebnisse der Lenglerner Arbeitsgruppe

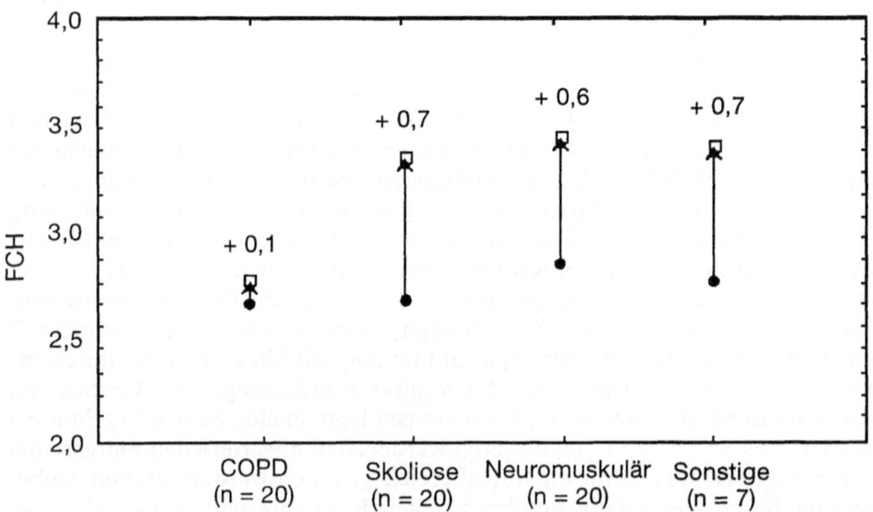

Abb. 2.2. Lebensqualität vor und während nichtinvasiver Selbstbeatmung. Die Skala des Fragebogen zur chronischen Heimbeatmung (FCH) reicht von 1 (schlecht) bis 5 (sehr gut) mit einem Mittelwert von 3

(Abb. 2.2). Dennoch muß eindeutig festgestellt werden, daß die Patienten mit COPD angesichts ihrer schlechten Ausgangsposition mit massiver Hyperkapnie und schwerster Dyspnoe trotz Ausschöpfung aller medikamentöser Maßnahmen und vorhergehender Sauerstofftherapie die Prognose noch erstaunlich gut ist und ihre Lebensqualität durch die zusätzliche Belastung der Heimbeatmung nicht schlechter wird.

Außer bei den genannten Indikationen führen wir Patienten mit dem o. g. Risikoprofil in die nasale Beatmung ein, um im Falle einer akuten Verschlechterung der Krankheit eine längere Respiratortherapie auf der Intensivstation zu vermeiden So ist hierdurch z. B. bei Patienten mit neuromuskulären Erkrankungen, die noch klinisch stabil sind und noch keine Heimbeatmung benötigen, die Adaptation an die Beatmung im Falle einer akuten Verschlechterung leichter möglich. Ebenfalls zunehmend werden Patienten mit Risikoprofilen vor operativen Eingriffen in die nasale Beatmung eingewiesen, um postoperativ möglichst schnell die Extubation und die Umstellung auf die Maskenbeatmung vornehmen zu können. So konnte hierdurch z. B. bei einem Patienten erfolgreich ein Bronchialkarzinom operiert werden, obwohl er nach gängigen Lungenfunktionskriterien inoperabel war [1].

Literatur

1. Buhr-Schinner H, Laier-Groeneveld G, Criée C-P (1995) Die nicht invasive intermittierende Selbstbeatmung perioperativ. Med Klin

2. Criée C-P, Laier-Groeneveld G (1995) Die Atempumpe-Atemmuskulatur und intermittierende Selbstbeatmung. Thieme, Stuttgart New York

3. Criée C-P, Neuhaus KL, Wilhelms E, Homann K, Kreuzer H (1983) Veränderungen der Atemmechanik durch Intubation. Atemwegs Lungenkrankh 8: 332–335

4. Esteban A, Frutos F, Tobin MJ, Alia I, Solsona J, Valverdu I et al. for theSpanish Lung Failure Collaborative Group (1995) A comparison of four methods of weaning patients from mechanical ventilation. N Engl J Med 332: 345–350

5. Köhler D, Schönhofer B, Laier-Groeneveld G, Criée C-P, (1994) Behandlung von Patienten mit Hypoventilationssyndrom und Erschöpfung der Atempumpe. WMW Sonderheft 87–93

6. Köhler D, Schönhofer B, (1994) „Weaning" nach Langzeitbeatmung bei Patienten mit erschöpfter Atempumpe – ein neues Behandlungskonzept. Med Klin 89, Sonderheft 1:11–15

7. Laier-Groeneveld G, Hüttemann U, Criée C-P, (1989) Die intermittierende nichtinvasive Selbstbeatmung – Beatmung auf der Normalstation als effektive Therapie der chronischen ventilatorischen Insuffizienz. Intensivmedizin 26:392–397

8. Laier-Groeneveld G für die Arbeitsgruppe Heim- und Langzeitbeatmung (1993) Richtlinien zur Indikation und Durchführung der intermittierenden Selbstbeatmung (ISB). Med Kl 88:509–510

9. Laier-Groeneveld G für die Arbeitsgruppe Heim- und Langzeitbeatmung (1995) Rfichtlinien zum Materialbedarf einer Heimbeatmung. Med Klin 90

10. Rasche K, Laier-Groeneveld G, Weyland W, Braun U, Hüttemann U, Criée C-P (1994) Sauerstoffverbrauch der Atemmuskulatur unter kontrollierter bzw. assistierter Beatmung bei Patienten mit chronischer Ateminsuffizienz. Med Klin 89, Sondernummer 1:43–46

11. Robert D, Laier-Groeneveld G, Leger P (1988) Mechanical ventilation. Prax Klin Pneumol 42 [Suppl 2]:846–849

12. Schönhofer B, Köhler D, (1994) Ventilatorische Insuffizienz und hyperkapnische Kompensation infolge chronisch belasteter Atempumpe Dtsch Med Wochenschr 119:1209–1214

13. Simonds AK, Elliott MW (1995) Outcome of domiciliary nasal intermittent positive pressure ventilation in restrictive and obstructive disorders. Thorax 50:604–609

14. Ward ME, Corbeil C, Gibbons W, Newman S, Macklem PT (1988) Optimisation of respiratory muscle relaxation during mechanical ventilation. Anaestesiology 69:29–35

2.2 Nasale Maskenbeatmung im Kindes- und Jugendalter

E. Paditz

Summary: Intermittent Positive Pressure Nasal Ventilation in Childhood and Adolescence

Nasal intermittent positive pressure ventilation in childhood is a major advance in the treatment of chronic respiratory failure in childhood. The author gives a review and reports about indications, physiological effects, advantages, side effects, limitations, alternatives, technical and psychological preparation and realization of intermittent nasal ventilation in childhood. Special consideration is given to the construction of customized nasal masks (together with G. Reitemeier, Dresden).

Einleitung

Delaubier und Rideau wiesen 1984 und 1986 erstmals auf die Möglichkeit hin, daß über nasale Masken eine effektive langfristige Beatmung erfolgen kann [23; 92]. Rideau berichtete über 30 Patienten mit Muskeldystrophie Duchenne, die seit einem mittleren Alter von 17 Jahren über reichlich 2 Jahre nasal beatmet wurden [92]. Elizabeth Ellis aus Sydney publizierte 1987 einen Bericht über eine nasale Maskenbeatmung bei einem 6-jährigen Mädchen mit einem zentralen Hypoventilationssyndrom [28]. Inzwischen hat sich das Alter, in dem eine nasale Maskenbeatmung erfolgreich durchgeführt wurde, bis in das 1. Lebensjahr verschoben [44; 113].

Bei Erwachsenen liegen Erfahrungen über nächtliche nasale Maskenbeatmungen von mehr als 4 Jahren Dauer vor [42; 51; 52]. Dieser Zeitraum wird sich sicherlich wesentlich verlängern, da die komplikationsreichere Beatmung über ein Tracheostoma z. B. bei einer Patientin mit Kyphoskliose über eine Dauer von 27 Jahren vom 35.–62. Lebensjahr erfolgreich bei subjektiv guter Lebensqualität durchgeführt wurde [115]. Robert überblickte bereits 1983 222 Patienten, die eine Heimbeatmung via Tracheostoma über einen Beobachtungszeitraum bis zu 25 Jahren erhalten hatten [93].

Indikationen

Im Vergleich zum Erwachsenenalter wird die nasale Maskenbeatmung im Kindes- und Jugendalter bisher wesentlich seltener eingesetzt. Zwischen 1987 und

Februar 1997 ließen sich Berichte über knapp 100 Patienten mit konkreten Altersangaben finden [4; 5; 7; 14; 24; 27; 28; 32; 39; 44; 45; 52; 65; 69; 76; 79; 80; 83; 88; 97; 99; 100; 114; 116]. Die nasale Maskenbeatmung wird in der Regel bei Patienten mit *chronischer* Insuffizienz der Atemmuskulatur sowie bei *zentralen* schlafbezogenen Atemstörungen eingesetzt, die nur intermittierend nachts für 8–12 Stunden eine Beatmung benötigen. Über die Behandlung der *akuten* Insuffizienz der Atemmuskulatur mit nasaler Maskenbeatmung gibt es im Kindes- und Jugendalter bisher keine Mitteilungen.

Hinsichtlich der Häufigkeit stehen *Muskelerkrankungen* in der Indikationsliste für diese Therapieform ganz im Vordergrund:
- Muskeldystrophie vom Typ Duchenne de Boulogne [88],
- Duchenne-Muskeldystrophie ohne nähere Klassifizierung [4; 14; 45; 113],
- kongenitale Muskeldystrophie [39; 99],
- spinale Muskelatrophie WERDNIG-HOFFMANN [99],
- spinale Muskelatrophie (SMA) [5; 39],
- nemaline Myopathie [39],
- „minimal change myopathy" [39].

LEGER und Mitarb. erwähnen weitere 5 Patienten mit neuromuskulären Erkrankungen (amyotrophe Lateralsklerose, nicht näher klassifizierte Myopathien, Postpoliomyelitissyndrome) im Alter von 15–47 Jahren, ohne die Patienten im Kindes- und Jugendalter gesondert auszuweisen [52]. Wollinsky weist Erfahrungen mit nasaler Maskenbeatmung bei Patienten mit Muskeldystrophie, spinaler Muskelatrophie, mitochondraler Myopathie, nicht näher beschriebenen kongenitalen Muskelerkrankungen sowie bei Myasthenie im Alter von 4–36 Jahren auf [114].

Patienten mit *thorakaler Skoliose bzw. Kyphoskoliose* entwickeln in der Regel erst im 3.–6. Lebensjahrzehnt eine Ateminsuffizienz [53; 86]. In epidemiologischer Hinsicht ist aber zu berücksichtigen, daß Patienten mit kongenitaler sowie mit juveniler Skoliose im Vergleich zur Gesamtpopulation eine erhöhte Mortalität aufweisen, während sich die Mortalität von Patienten mit unbehandelter adulter Skoliose nicht von der Gesamtpopulation unterscheidet [85]. Ein Cor pulmonale bei Kindern mit Skoliose ist bisher nur selten beschrieben worden [13; 17; 54; 75; 78; 79; 90; 102; 107]. Bei Kindern mit Skoliose scheint deshalb eine nasale Maskenbeatmung nur in Einzelfällen [24; 78–80; 111] notwendig zu sein.

Zentrale Hypoventilationssyndrome können bereits vom zweiten Lebenshalbjahr an mittels nasaler Maskenbeatmung beherrscht werden [44; 65; 69; 76; 97; 100]. Bisher wurden diese Patienten jedoch überwiegend über ein Tracheostoma beatmet bzw. *zusätzlich* mit einem Zwerchfellschrittmacher versorgt. In Einzelfällen wurde bei Kindern mit zentralen Hypoventilationssyndromen auch über den erfolgreichen Einsatz der externen Unterdruckbeatmung berichtet [36; 37; 95; 98], die allerdings auf Grund obstruktiver Apnoen zum Teil mit nasalem CPAP kombiniert werden mußte. Zum gegenwärtigen Zeitpunkt sollte deshalb die nichtinvasive nasale Maskenbeatmung als Therapie der ersten Wahl bei Kindern mit zentralen Hypoventilationssyndromen betrachtet werden. Initial sollte bis zur Diagnosestellung mit der Intubation allerdings nicht gezögert werden. Wird eine Maskenbeatmung bei jungen Säuglingen noch nicht toleriert, kann zunächst auf eine externe Unterdruckbeatmung ausgewichen werden, so daß auf ein Tracheostoma in der Regel verzichtet werden kann. Erstaunlicherweise adaptieren sich Kleinkinder rasch an konfektionierte „full-face"-Masken [97], so daß ein bereits liegendes Tracheostoma wieder entfernt werden konnte. Eine Tracheotomie bzw. Implantation eines Zwerchfell-schrittmachers scheint heute nur noch bei zerebral geschädigten Kindern sowie bei Patienten mit hoher Querschnittslähmung erforderlich zu sein.

Die *Mukoviszidose* führt infolge der vermehrten Atemarbeit zur chronischen Insuffizienz der Atemmuskulatur [3; 12; 41; 49; 62; 87]. Die nichtinvasive Entlastung der erschöpften Atemmuskulatur durch intermittierende mehrstündige nasale Maskenbeatmung [2; 7; 10; 40; 57; 76; 84; 87; 110] kann die Lebensqualität dieser Patienten verbessern, die Hyperkapnie vermindern und auch die Chance erhöhen, eine Lungentransplantation zu erreichen. In diesem Sinne wird die intermittierende nasale Maskenbeatmung bei Patienten mit Mukoviszidose zunehmend als Brücke zur Lungentransplantation akzeptiert [40; 57; 109; 110] (siehe 1.2, 2.3 und 2.4). Die externe Unterdruckbeatmung ist gerätetechnisch aufwendiger, kann obstruktive Apnoen hervorrufen und sollte deshalb als Therapie der zweiten Wahl betrachtet werden (vergleiche 2.5 und 2.6). Bei akuter respiratorischer Insuffizienz sind nichtinvasive Beatmungsverfahren im Falle der Mukoviszidose meist nicht ausreichend wirksam, so daß eine Intubation erwogen werden muß ([22; 25; 31; 55; 94; 101]; siehe auch 2.4).

Wirkungsweise der nasalen Maskenbeatmung

Bei Patienten mit primären oder sekundären Erkrankungen der Lunge ist die Atemarbeit erhöht, da
- bei gestörtem Gasaustausch kompensatorisch eine erhöhte Ventilation gefordert wird,
- bei chronisch-obstruktiven Erkrankungen erhöhte Atemwegswiderstände überwunden werden müssen,
- die Atemmuskulatur infolge von Thoraxdeformitäten unphysiologisch gedehnt bzw. verkürzt ist und sich deshalb nicht im Bereich ihres Wirkungsoptimums kontrahieren kann,
- bei Myopathien eine Degeneration von Nerven- und/oder Muskelgewebe eintritt, die eine chronische Überbeanspruchung der verbleibenden noch funktionsfähigen Muskulatur nach sich zieht (siehe auch 2.1 und [18]).

Ermüdung der Atemmuskulatur führt zur alveolären Minderbelüftung, Hypoxämie und Hyperkapnie. Führendes Symptom der muskulären Ateminsuffizienz ist die Hyperkapnie. Eine Gasaustauschstörung führt dagegen primär zur Hypoxämie. Das Beatmungsgerät übernimmt die Atemarbeit des Patienten, so daß sich die erschöpfte Atemmuskulatur erholen kann.

Elektromyografische Untersuchungen zeigten, daß während der nächtlichen nasalen Maskenbeatmung die Aktivität und damit auch der Sauerstoffverbrauch sowohl des Zwerchfelles als auch der Atemhilfsmuskulatur deutlich reduziert werden. Gleichzeitig wird eine ausreichende Ventilation erreicht [11]. Am Folgetag zahlt sich die nächtliche Regeneration der Atemmuskulatur in Form einer erhöhten

Kontraktionskraft der Atemmuskulatur aus [34]. Dieser Effekt ist auch nach 3 sowie nach 14 Monaten einer nächtlichen nasalen Maskenbeatmung nachweisbar [34]. Die Hyperkapnie, die vor Beginn der intermittierenden nasalen Maskenbeatmung besteht, ist nach 15 Tagen sowie nach 6 Monaten jeweils mehr als 6 Stunden nach der täglichen morgendlichen Unterbrechung der Beatmung nicht mehr nachweisbar [14].

Vorteile der nasalen Maskenbeatmung

Die nasale Maskenbeatmung ist nichtinvasiv, da auf eine Intubation oder eine Tracheotomie verzichtet werden kann. Dadurch erhöht sich die Lebensqualität und Unabhängigkeit der Patienten wesentlich. Ein großer Teil der Patienten, die vorher langfristig stationär behandelt werden mußten, kann nach Hause entlassen werden [14]. Die Anzahl von Atemwegsinfekten und Pneumonien geht nach Beginn der nasalen Maskenbeatmung zurück, so daß auch dadurch weniger Hospitalisierungen notwendig werden [14; 19; 78]. Durch den Wegfall der Hyperkapnie-bedingten Kopfschmerzen chronisch ateminsuffizienter Patienten verbessert sich die Befindlichkeit zusätzlich. Der Beatmungsweg über die Nase hat den Vorteil physiologischer Anwärmungs- und Anfeuchtungsbedingungen [46]. Außerdem bleibt der Mund frei, so daß sich der Patient äußern kann. Der Mund stellt einerseits natürlich ein potentielles Leck dar, kann aber auch als Überdruckventil fungieren, so daß ein Pneumothorax infolge einer nasalen Maskenbeatmung nicht zu erwarten ist.

Indikationen der nasalen Maskenbeatmung (Tabelle 2.2)

Eine nasale Maskenbeatmung sollte nur in Erwägung gezogen werden, wenn
1. die konservative Behandlung der Grunderkrankung als ausgeschöpft betrachtet werden kann und trotzdem eine ständige oder schlafbezogene Hyperkapnie vorliegt;

Tabelle 2.2.   Indikationen zur intermittierenden nasalen Maskenbeatmung im Kindes- und Jugendalter

---

1.   Im Kindesalter mit Erfahrungen belegt
1.1. Neuromuskuläre Erkrankungen
  – Muskeldystrophie Duchenne u. a.
  – spinale Muskelatrophien
  – nemaline Myopathie
1.2. Mukoviszidose
1.3. Thorakale Skoliose oder Kyphoskoliose
1.4. Kongenitale zentrale Hypoventilationssyndrome

2. Weitere mögliche Indikationen
2.1. Polyneuropathien und Polyradikulopathien
2.2. Erworbene (traumatische oder infektiöse) zentrale Hypoventilationssyndrome
2.3. Chronisch–obstruktive Lungenerkrankungen
2.4. Lungenfibrose
2.5. Akute respiratorische Insuffizienz (?)

---

2. die nasale Maskenbeatmung durch den Patienten selbst sowie durch seine Umgebung akzeptiert wird,
3. ein ausreichender technischer Service garantiert werden kann (davon ist innerhalb von Deutschland in der Regel auszugehen);
4. keine schwerwiegenden psychiatrischen oder rasch progredienten hirndegenerativen Erkrankungen vorliegen (modifiziert in Anlehnung an CHEVROLET und Mitarbeiter 1989) [14].

Die noch 1989 formulierten Kriterien „Lebensalter unter 75 Jahre" und „Lebenserwartung mindestens zwei Jahre" [14] spielen heute *keine* Rolle mehr bei der Indikationsstellung zur nasalen Maskenbeatmung, da sie in ethischer Hinsicht als zweifelhaft anzusehen sind.

Ist eine nasale Maskenbeatmung im Kindesalter ethisch vertretbar?

Die praktische Durchführbarkeit einer nasalen Maskenbeatmung kann bei zerebral geschädigten Patienten limitiert sein, so daß bei diesen Patienten über andere Behandlungsformen entschieden werden muß (z. B. Beatmung über eine oronasale Maske, die nach Anfertigung eines Kiefer- und Gebißabdruckes fixiert werden kann und orale Leckagen ausschließt). Die Kriterien Lebenserwartung oder Lebensalter sind in ethischer Hinsicht als zweifelhaft anzusehen, da eine prognostische Einschätzung nie sicher möglich ist [6]. Für zahlreiche langzeitbeatmete Patienten mit Poliomyelitis oder neuromuskulären Erkrankungen steht eine Unterbrechung der Beatmung auch aus der Sicht der Patienten nicht zur Diskussion [6; 116]. Der psychosoziale Gewinn für den einzelnen Patienten und auch für seine Familie kann nicht ignoriert werden [6]. Für Patienten mit Mukoviszidose oder Lungenfibrose erhöht sich die Chance, nicht während der Wartezeit auf eine Lungentransplantation zu versterben.

GOLDBERG führt weitere Gründe an, die für eine Heimbeatmung auch von Kindern sprechen:
- Der Verzicht auf eine Beatmung würde bei vielen Patienten nicht zum sofortigen Tod führen sowie sekundäre Erkrankungen, Hospitalisierungen und zahlreiche Folgekosten nach sich ziehen.
- Das aktive Vorgehen mit Beatmung kann den Gesundheitszustand der Patienten verbessern, die Behandlung aus der institutionalisierten Abhängigkeit in die häusliche relative Unabhängigkeit verlagern, stationäre Behandlungskosten senken und Betten auf Intensivstationen in erster Linie für akute Notsituationen frei halten.
- Die Gesundheit und das Wohlbefinden der Kinder können durch eine intermittierende nasale Maskenbeatmung verbessert werden, so daß eine bessere Integration in die Familie und in andere soziale Gruppen möglich wird und auch günstigere individuelle Entwicklungschancen entstehen [33].

Diagnostik vor Beginn der nasalen Maskenbeatmung

Vor Beginn einer nasalen Maskenbeatmung sollte – außer im Falle einer akuten respiratorischen Insuffizienz oder einer weit fortgeschrittenen chronischen Ateminsuffizienz mit einem pH-Wert unter 7,35 und/oder bedrohlicher Dyspnoe – nach den Ursachen und Folgen der respiratorischen Insuffizienz gesucht werden. Dafür ist im Kindes- und Jugendalter folgende Diagnostik anzustreben:

1. *Sicherung der Diagnose der Grunderkrankung:*
   - Bei Patienten mit neuromuskulären Erkrankungen gelingt dies trotz intensiver Diagnostik zum Teil nicht, so daß der Beginn der symptomatischen Therapie der Ateminsuffizienz nicht verzögert werden darf.
   - Bei Kindern mit zentralen Atemantriebsstörungen (zentrale Hypoventilationssyndrome, Undine-Syndrom) ist eine breit angelegte Diagnostik erforderlich, insbesondere zum Ausschluß eines Hydrozephalus [108], von Stoffwechselstörungen wie z. B. eines Pyruvatdehydrogenasemangels [43] oder eines Diabetes insipidus [15] sowie von zerebralen Raumforderungen wie z. B. Neuroblastomen [16; 50], soliden [29] oder multiplen [105] Ganglioneuromen, Neurofibromen (Morbus Recklinghausen) [91] oder arteriovenösen Malformationen [63]. Außerdem ist an das relativ häufige gemeinsame Auftreten von zentralen Hypoventilationssyndromen und einem Megakolon (Morbus Hirschsprung) zu denken [16; 26; 35; 63].
   - Sollte bei Patienten mit zentralem Hypoventilationssyndrom eine Vollnarkose erforderlich werden, ist auf die erhöhten Narkoserisiken (insbesondere in der Einleitungs- und Aufwachphase) hinzuweisen [8; 60; 106; 112]. Die Extubation darf erst bei suffizienter Spontanatmung und normaler Vigilanz erfolgen. O_2-Gaben sollten nur sehr zurückhaltend erfolgen, wobei eine kontinuierliche pulsoxymetrische Überwachung in Beatmungsbereitschaft erforderlich ist [112].
2. *Thoraxröntgen* a. p. und links seitlich anliegend (bei wachem Patienten ggf. mit Breischluck) zur Beurteilung der Herzkonfiguration, der Hilus- und Lungengefäßzeichnung, der Lunge selbst sowie zum Ausschluß von Hinweisen für Gefäßmißbildungen.
3. *EKG* (obligat) und *Langzeit-EKG* (fakultativ; obligat nur bei Patienten mit mitochondralen Myopathien auf Grund des erhöhten Risikos von ventrikulären Extrasystolen im Rahmen der Grunderkrankung) als Ausgangsbefund vor Beginn der Beatmung, um den Beatmungsefekt auf eventuell vorhandene Störungen wie ST-Strecken-Senkungen oder rechtsventrikuläre Belastungen erfassen zu können.
4. *Kapilläre Blutgase* nachts sowie an mehreren Tagen morgens unmittelbar nach dem Aufwachen, im Tagesverlauf bei körperlicher Ruhe sowie fakultativ – falls seitens des Patienten und hinsichtlich der Grunderkrankung möglich – nach definierter körperlicher Belastung (Ergooxytensiometrie).
5. *Bodyplethysmographie* in Abhängigkeit vom Alter und der Kooperationsfähigkeit des Patienten sowie – falls verfügbar – Messung der inspiratorischen Drücke als Maß für die *Atemmuskelkraft* („Insuffizienz der Atempumpe“, siehe 2.1) [18].

6. *Echokardiographie* zum Ausschluß von Herzfehlbildungen sowie zur Erfassung einer pulmonalen Hypertension bzw. eines Cor pulmonale [9; 30; 38; 47; 48; 58; 59; 61; 67; 68; 96; 104]: Wird eine pulmonale Hypertension nachgewiesen, ist immer zu fragen, ob ein Shuntvitium wirklich sicher auszuschließen ist. Im Zweifelsfall sollte eine Kontrast-Echokardiographie und ggf. auch transösophageale Echokardiographie durchgeführt werden, da die Vorhofebene mit diesem Verfahren sicherer als von transthorakal beurteilt werden kann. Zusätzlich sollte insbesondere bei Patienten mit ventrikuloatrialer Liquordrainage eine Ventilations- und Perfusionsszinigraphie der Lunge zum Ausschluß von Lungenembolien durchgeführt werden [68; 81].

SIMONDS berichtete über 4 Patienten mit Skoliose und kardiorespiratorischer Insuffizienz, die infolge ausgeprägter chronischer Lungenembolien, die erst autoptisch erfaßt wurden, verstarben, einen bisher unbekannten Vorhofseptumdefekt mit Shuntumkehr aufwiesen oder bei denen eine Atemantriebsstörung mit verminderter CO_2-Sensitivität vorlag [103]. Außerdem scheint die Häufigkeit von Herzfehlbildungen bei Patienten mit Skoliose erhöht zu sein [89].

Auf einen Rechtsherzkatheter oder eine Pulmonalisangiografie kann in der Regel verzichtet werden [67; 68]; in Zweifelfällen sollte aber daran gedacht werden.

7. *Nächtliche Polysomnographie* zur Klassifikation der individuellen Atemstörung. Steht eine Polysomnographie nicht kurzfristig zur Verfügung, kann eine *kontinuierliche Pulsoxymetrie mit Schreiber* sowie eine kontinuierliche transkutane pCO_2- und pO_2-Messung mit Schreiber vorgeschaltet werden. Wir sahen bei mehreren Patienten, daß unter ambulanten Bedingungen in der gewohnten Umgebung mehr nächtliche Hypoxämien als unter stationären Bedingungen erfaßt werden konnten [82], so daß bei Differenzen zwischen dem polysomnografischen Befund und der Anamnese bzw. klinischen Befunden mehrfache ambulante oder Kontrolluntersuchungen erfolgen sollten.

8. *HNO-ärztliche Untersuchung* zum sicheren Ausschluß einer Obstruktion der oberen Atemwege durch adenoide Vegetationen, Nasenpolypen, Septumdeviation, Kontakttonsillen oder andere Raumforderungen [68; 70–74]. Sollte sich in der Rhinomanometrie eine reversible Atemwegsobstruktion durch eine Schleimhautschwellung nachweisen lassen, ist –falls nicht bereits erfolgt- eine breit angelegte *allergologische Diagnostik* zu veranlassen. Bei schlafbezogenem inspiratorischem Stridor ist zusätzlich eine *fiberendoskopische Untersuchung* indiziert [66].

Psychologische Vorbereitung

Die Entscheidung zur Beatmung stellt für den Patienten, für seine Eltern sowie ggf. auch für das Pflegepersonal am Heimatort immer einen gravierenden Einschnitt dar, der initial angstbesetzt erlebt wird (siehe auch 5.1 und 5.2). Deshalb ist eine psychologische Vorbereitung aller Beteiligten auf die neue Behandlungsform erforderlich. Wenn es der Zustand des Patienten erlaubt, sollte zunächst der

Umgang mit dem Gerät und der Maske tagsüber nur für kurze Zeit erprobt werden. Das Kind muß spüren, daß es von dem Gerät eine Unterstützung erfährt und daß es sich selbst mit einem Handgriff von der Maske befreien kann. Manchen Patienten fällt die Akzeptanz der kontrollierten Beatmung anfangs schwer. In der Gewöhnungsphase stellt die Formulierung „es atmet mich" aus dem Repertoire der Übungen des autogenen Trainings oft eine Hilfe dar. Diese Formel verdeutlicht, daß das Atmen ein passiver und in diesem Falle sicher und kontinuierlich vom Heimbeatmungsgerät übernommener Vorgang ist.

Durchführung der nasalen Maskenbeatmung

Für eine längerfristige Maskenbeatmung eignen sich konfektionierte Masken oft nicht (Leckagen, Druckstellen/Ulzera, Totraum, Klaustrophobie), so daß individuell angepaßte Masken benötigt werden. Konfektionierte „full face"-Masken stellen bei Kindern [97] sowie bei Erwachsenen [21] teilweise eine Alternative dar. Gut sitzende Masken sind entscheidend für den Erfolg und die Akzeptanz einer Maskenbeatmung.

Individuell angepaßte Beatmungsmasken – Varianten und Hinweise zur Herstellung

Individual fitted nasal masks

G. Reitemeier, E. Paditz

Hinsichtlich des Applikationsortes werden *nasale und oronasale Masken* unterschieden (weitere seltener angewendete Varianten wie Pfeifenmundstücke etc. siehe 2.1). Die Befestigung der Masken kann entweder *extra-oral mit Gurtbändern und Klettverschlüssen* oder *intra-oral mit Aufbißfixierungen im Oberkiefer-Zahnbereich und Anschlußstück an die nasale Maske* erfolgen.

Wir bevorzugen Ganzgesichts-Abformungen. Im Gipsmodell wird der perinasale Bereich hohl ausgeblockt, so daß einerseits die Totraumventilation minimal bleibt und andererseits Druckstellen an der Nase vermieden werden. Gleichzeitig erfolgt die Festlegung der Richtung des Ansatzstutzens für den Beatmungsschlauch. Wir führen den Schlauch in der Regel über die Stirn, so daß der Mund-, Hals- und Thoraxbereich frei bleiben [79]. Wie bereits erwähnt (siehe 2.1), spielen ästhetische Gesichtspunkte bei der Akzeptanz der „individuellen" Maske eine nicht zu unterschätzende Rolle. In den Kunststoff eingebrachte kindgerechte Bilder oder Farbpigmente lassen die Maske weniger als ein steriles medizinisches Hilfsmittel erscheinen (Abb. 2.3). Die Maske wird aus einem korrigierbaren harten und durchscheinenden Kunststoff hergestellt. Auf der

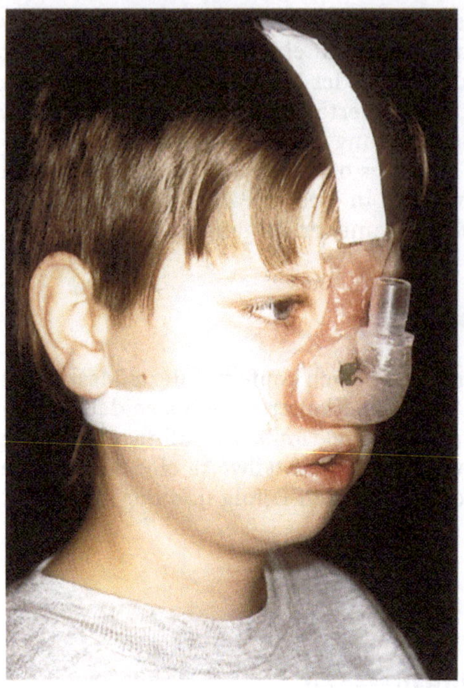

Abb. 2.3. Nasale, individuell angepaßte Beatmungsmaske bei einem 13jährigen Patienten mit Myopathie und nächtlicher Insuffizienz der Atemmuskulatur. Die Maske wird über Klettbänder fixiert. Die Verbindung zum Beatmungsgerät erfolgt über den nach frontal abgeleiteten Schlauch. Kleinere Auflageflächen führten bei Kindern zum Teil zu Druckstellen, so daß der Druck jetzt auf größere Flächen verteilt wird. Die Akzeptanz der Maske wird durch kindergemäße Bilder oder eingeschmolzene Farbpigmente in der Regel rasch erreicht. – Masken mit intra-oraler Fixierung sind deutlich kleiner (siehe Text).
(Wir danken Familie H. für die freundliche Genehmigung zur Veröffentlichung des Fotos. Fotografie: E. Busch, Klinik und Poliklinik für Kinderheilkunde der TU Dresden)

Kontaktseite zur Haut wird eine zirkulär verlaufende rillenförmige Vertiefung eingefräst, die der Retention dient. Bei der ersten „Anprobe" am Patienten werden in diese Vertiefung zusätzliche Abdichtungselemente aus einem kalt härtenden und weichbleibenden Material (Mollosil oder Kanisil) eingefügt, so daß eine luftdichte perinasale Abdichtung erfolgt.

Die Vorteile individuell angepaßter Beatmunggsmasken bestehen in der Paßgenauigkeit, der Randdichtheit, den relativ geringen Dimensionen sowie den günstigen Korrektur- und Reparaturmöglichkeiten.

Bei der *oralen Maskenfixierung* wird auf die Klettbänder verzichtet. Die Maske wird durch eine Prothesen-ähnliche Oberkieferaufbißschiene fixiert. Voraussetzung für die Anwendung derartiger Masken ist ein ausreichender Zahnbestand. Vorteilhaft ist für die Patienten die leichte Handhabung dieser Masken.

Die Beatmung wird mit einem *volumen- oder druckgesteuerten Respirator* durchgeführt. Angestrebt wird eine *kontrollierte Beatmung.*

Von einer getriggerten Beatmung ist abzuraten, da dadurch keine Ruhigstellung der Atemmuskulatur erreicht werden kann. Die Effektivität einer getriggerten Beatmung liegt etwa um 40% unter derjenigen der kontrollierten-Beatmung.

Die *Beatmungsfrequenz* sollte nur gering über der Eigenfrequenz des Patienten liegen. Das *Hubvolumen* wird knapp über dem individuellen Atemzugvolumen eingestellt. Das Inspirations- Exspirationsverhältnis sollte ausgehend von 1:2 indiviuell modifiziert werden. Manche Patienten tolerieren den relativ raschen Einstrom des Atemgases bei einer I/E-Ratio von 1:2 nicht und lassen sich mit einer verlängerten Inspirationsdauer bei evtl. parallel dazu reduzierter Beatmungsfrequenz besser beatmen. Patienten mit chronisch-obstruktiven Lungenerkrankungen benötigen verlängerte Exspirationsphasen. Generell gilt, daß sich nicht der Patient an das Gerät adaptieren soll, sondern daß die Geräteeinstellungen dem Patienten weitgehend entgegen kommen sollten.

Die Beatmung überwindet die Hyperkapnie, kann aber nicht in jedem Falle auch die Hypoxämie ausgleichen, so daß in den ersten Wochen oder auch längerfristig eine *Sauerstoff-Supplementation* via O_2-Konzentrator erforderlich werden kann.

Im Kindes- und Jugendalter ist eine *kontinuierliche Überwachung* während der Beatmung mittels Pulsoxymeter mit Schreiber oder über transkutane Elektroden auch im häuslichen Bereich zu empfehlen,
– um orale Leckagen rechtzeitig erkennen zu können;
– da sich die erforderlichen Beatmungseinstellungen auf Grund der kleinen Bronchiallumina z. B. bei Infekten rasch ändern können;
– um rechtzeitig über eine O_2-Supplementation entscheiden zu können;
– weil zu Hause mehr Hypoxämien als unter stationären Bedingungen erfaßt werden [76; 77; 82].

Hinsichtlich der *Desinfektion,* des *Schlauch- und Filterwechsels* gibt es bisher keine einheitlichen Richtlinien. Praktikabel erscheint der Wechsel des Bakterienfilters zwischen Respirator und Beatmungsschlauch aller 2 Wochen. Filter dürfen nicht getrocknet werden, da sie sonst aushärten und einen beträchtlichen Widerstand darstellen können. Die Beatmungsschläuche sind Einwegmaterialien und sollten etwa alle 3 Monate gewechselt werden.

Alle Geräte- und Servicekosten müssen rechtzeitig bei der zuständigen Krankenkasse beantragt werden. Angesichts vorangegangener meist zahlreicher Krankenhausaufenthalte und der Aussicht einer reduzierten Morbidität relativieren sich die Kosten für das Beatmungsgerät [14; 19; 20]. Zusätzliches Pflegepersonal ist im Falle intermittierender nasaler Maskenbeatmungen in der Regel nicht erforderlich.

Komplikationen, Grenzen und Alternativen der nasalen Maskenbeatmung

Hauptproblem kann die nächtliche orale Leckage werden, wenn der Mund des Patienten während des Schlafes nicht geschlossen bleibt und eine Kinnbinde ebenfalls wirkungslos bleibt. In diesem Falle kann auf eine oronasale Maske ausgewichen werden. Alternativ dazu muß bei bestehender Beatmungsnotwendigkeit über die Indikation zur Intubation, Tracheotomie, Implantation eines Zwerchfellschrittmachers (Stellungnahme dazu siehe oben: Abschnitt Indikationen/zentrale Hypoventilationssyndrome) oder in erster Linie zum Einsatz eines negative-pressure-Systems entschieden werden.

Befragungen von 103 mehrjährig nasal beatmeten erwachsenen Patienten ergaben insgesamt eine gute Akzeptanz der nasalen Maskenbeatmung [52; 53]. Trotz der Maske und des Respiratorgeräusches gaben die Patienten im Vergleich zu der Zeit vor der Beatmung einen besseren und tieferen Schlaf an. 70% der Pati-

enten beobachteten eine Zunahme der körperlichen Belastbarkeit sowie ihrer täglichen Aktivitäten. Folgende als geringfügig eingestufte Nebenwirkungen wurden registriert:
- gingivale Schmerzen (20%),
- Überempfindlichkeit im Bereich des Nasenrückens (19%),
- behinderte Nasenatmung (24%),
- Epistaxis (9%),
- okuläre Irritationen (24%),
- Trockenheit der Nase und des Mundes (53%),
- Magenüberblähung und vermehrtes Aufstoßen (50%).

Über die Effektivität der nasalen Maskenbeatmung im Vergleich zur invasiven Beatmung über ein Tracheostoma sowie zur mechanischen Beatmung über „externe Mittel" (d. h. über Cuirass, Unterdruckjacke oder Unterdruckkammer/ "eiserne Lunge") gibt es nur spärliche Aussagen:
- Bei erwachsenen Patienten mit einer progredienten Muskeldystrophie vom Typ Duchenne de Boulogne ergaben die Überlebensraten innerhalb von 3 Jahren unter jeweils einer dieser drei Behandlungsformen folgendes Ergebnis:

  nach 3 Jahren waren 7/32 Patienten mit nasaler Maskenbeatmung, 3/15 Patienten mit Tracheostoma sowie 2/11 Patienten mit externer mechanischer Beatmung infolge der Ateminsuffizienz verstorben [88]. Die 7 Todesfälle in der Gruppe der nasal beatmeten Patienten waren offenbar Folge einer unzureichenden oder fehlenden ständigen pulsoxymetrischen Überwachung, so daß Desaturationen nicht rechtzeitig erkannt wurden. Die unaufhaltsame Progredienz dieser Form der Muskeldystrophie erzwingt final eine Tracheotomie, die nicht erst zum Zeitpunkt der akuten Ateminsuffizienz durchgeführt werden sollte [88].

  Insgesamt war damit die invasive Beatmung via Tracheostoma als Referenzmethode zu betrachten. Die externe Unterdruckbeatmung zeigte ähnliche oder bei unzureichender pulsoxymetrischer Überwachung der nasal beatmeten Patienten geringfügig bessere Ergebnisse als die die nasale Maskenbeatmung.
- 168 erwachsene Patienten mit nasaler Maskenbeatmung, die alle vorher auch Erfahrungen mit einem Tracheostoma hatten, bevorzugten die nasale Maskenbeatmung [1].
- Die nasale Maskenbeatmung wurde von einem Teil der Patienten gegenüber der Cuirass-Beatmung bevorzugt [42].
- Einzelne Patienten profitieren eher von der nasalen Maskenbeatmung [32], während sich andere unter dem Cuirass oder in der „eisernen Lunge" sicherer fühlen (eigene Beobachtungen bei einer erwachsenen Patientin mit Post-Poliomyelitissyndrom sowie bei einem 4jährigen Jungen mit zentralem Hypoventilationssyndrom [69]; ähnliche Erfahrungen bei Patienten mit Mukoviszidose siehe 2.5 und 2.6).
- Die Effektivität der externen Unterdruckbeatmung unterschied sich *tierexperimentell* nicht von der invasiven Beatmung via Tubus [56; 64]. Die Cuirass-Beatmung zeigte im Vergleich zur „eisernen Lunge" tierexperimentell weniger Auswirkungen auf den cardiac output sowie auf den zentralvenösen Druck [56].

- HECKMATT und Mitarbeiter erreichten bei 4/5 der Patienten mit Muskelerkrankungen im Alter von 13–28 Jahren mit der nasalen Maskenbeatmung
  eine effektivere Ventilation und Blutgasnormalisierung (auch am Tage) als mit
  der externen Unterdruckbeatmung und schlußfolgerten:

„Nasal ventilation is a major advance in the treatment of chronic respiratory failure
in neuromuscular disease. ...Nasal ventilation was preferable to other methods of
ventilation because the system was noninvasive, quiet, portable, and easy to use and
because it allows considerable independence" [39].

Zusammenfassung

Die intermittierende nächtliche Beatmung über eine nasale Maske stellt eine zukunftsträchtige nichtinvasive und effektive Behandlungsform für Kinder mit einer chronischen und möglicherweise auch akuten Insuffizienz der Atemmuskulatur sowie mit zentralen Atemantriebsstörungen dar.

Seit 1986 wurde über ca. 100 Kinder und Jugendliche mit einer nasalen
Maskenbeatmung berichtet. Darunter befanden sich Patienten mit neuromuskulären Erkrankungen, thorakaler Skoliose, Mukoviszidose oder zentralem
Hypoventilationssyndrom. Bei einzelnen Kindern ist die nasale Maskenbeatmung
bereits vor Vollendung des ersten Lebensjahres erfolgreich eingesetzt worden
[44]. Für Patienten mit fortgeschrittener Mukoviszidose gilt die nasale Maskenbeatmung nicht nur als Brücke zur Lungentransplantation, sondern kann auch
unabhängig davon zur Verbesserung der Lebensqualität dieser Patienten beitragen. Die Herstellung individuell angepaßter nasaler Beatmungsmasken ist bei
den meisten Patienten erforderlich und erfordert eine enge Zusammenarbeit mit
prothetisch versierten Zahnärzten.

Literatur

1. Bach JR (1993) A comparison of long-term ventilatory support alternatives from the perspective
   of the patient and care giver. Chest 104:1702–1706
2. Baculard A, Bedicam JM, Sardet A, Fauroux B, Tournier G (1993) Ventilation mechanique par
   masque nasal en pression positive intermittente chez l'enfant atteint de mucoviscidose. Arch Fr
   Pediatr 50:469–474
3. Ballard RD, Sutarik JM, Clover CW, Suh BY (1996) Effects of non-REM sleep on ventilation and respiratory mechanics in adults with cystic fibrosis. Am J Respir Crit Care Med 153:266–271
4. Ballestrazzi A, Ciufici D, Bonoldi S, Merlini L, Granata C (1992) Nasal intermittent positive pressure ventilation in Duchenne muscular dystrophy. Acta Cardiomiologica IV:59–64
5. Barois A, Estournet-Mathiaud B (1992) Ventilatory support at home in children with spinal muscular atrophies (SMA). Eur Respir Rev 2/10:319–322
6. Barois A, Howard P, Robert D (1992) Discussion (about Goldberg A. I.: Is (home) mechanical ventilation of infants/children ethical ?). Eur Respir Rev 2/10:430
7. Bellon G, Mounier M, Guidicelli J, Gerard M, Alkurdi M (1992) Nasal intermittent positive pressure ventilation in cystic fibrosis. Eur Respir Rev 2/10:357–359
8. Bieber RJ (1978) Ergänzung zu „Crux medicorum: Undine's Fluch". Anaesthesist 27:399–400

9. Burghuber OC, Salzer-Muhar U, Röggla G, Weissel M (1988) Die Wertigkeit der gepulsten Doppler-Echokardiographie zur nicht-invasiven Abschätzung einer pulmonalen Hypertension bei Patienten mit COPD. Prax Klin Pneumol 428:578–579

10. Caronia C, Silver P, Nimkoff L, Gorvoy J, Sagy M (1996) The use of Bi-level positive airway pressure (BIPAP) in end stage cystic fibrosis patients awaiting lung transplantation. Israel J Med Sci 32:S244

11. Carrey Z, Gottfried SB, Levy RD (1990) Ventilatory muscle support in respiratory failure with nasal positive pressure ventilation. Chest 97:150–158

12. Cerny F, Armitage L, Hirsch JA, Bishop B (1992) Respiratory and abdominal muscle responses to expiratory threshold loading in cystic fibrosis. J Appl Physiol 72:842–850

13. Chapman EM, Dill DB, Graybiel A (1939) The decrease in functional capacity of the lungs and heart resulting from deformities of the chest: pulmonocardiac failure. Medicine 18:167–202

14. Chevrolet J-C, Rossi J-M, Chatelain G, Pahud C, Rochat T, Haller Rd, Junod A (1989) Die intermittierende mechanische Ventilation als Heimbehandlung. Therapeut Umschau 46:697–708

15. Clark RW, Schmidt HS, Sotos JF (1978) Reversal of chronic diabetes insipidus during treatment with protryptiline. Southern med J 71:1567–1568

16. Commare MC, Francois B, Estournet B, Barois A (1993) Ondine's Curse: A discussion of five cases. Neuropediatrics 24:313–318

17. Coombs CF (1930) Fatal cardiac failure occuring in persons with angular deformity of the spine. Brit J Surg 18:326–328

18. Criée C-P, Laier-Groeneveld G (1995) Die Atempumpe: Atemmuskulatur und intermittierende Selbstbeatmung. Georg Thieme Verlag, Stuttgart, New York: (82 Seiten)

19. Criner GJ, Kreimer DT, Tomaselli M, Pierson W, Evans D (1995) Financial implications of noninvasive positive pressure ventilation (NPPV). Chest 108:475–481

20. Criner GJ, Tomaselli M, Kreimer DT (1994) Costs and reimbursement for prolonged ventilation in a ventilator rehabilitation unit (VRU). Am Rev Respir Dis 149:A 641

21. Criner GJ, Travaline JM, Brennan KJ, Kreimer DT (1994) Efficiacy of a new full face mask for noninvasive positive pressure ventilation. Chest 106:1109–1115

22. Davis PB, diSant' Agenese PA (1978) Assisted ventilation for patients with cystic fibrosis. J Am Med Assoc 139:1851–1854

23. Delaubier A (1984) Traitment de l'insufficiance respiratoire chronique dans les dystrophies musculaires. In: Memoires de certificat d'etudes superieures de reeducation et readaption fonctionnelles. Universite R. Descartes, Paris: 1–124 (zit.in: Leger P et al.:Chest 1994,105:100–105)

24. Dunaway J (1991) Nasal mask ventilation of two young pediatric patients with restrictive lung disease associated with kyphoscoliosis. Resp Care 36:1315

25. Eisen I, Paret G, Vardi A, Augarten A, Szeinberg A, Yahav Y, Barzilay Z (1996) Mechanical ventilation in cystic fibrosis. Israel J Med Sci 32:S244

26. El-Halaby E, Coran AG (1994) Hirschsprung's disease associated with Ondine's curse: report of three cases and review to the literature. J Pediatr Surg 29:530–535

27. Ellis ER, Grunstein RR, Chan S, Bye PTP, Sullivan CE (1988) Noninvasive ventilatory support during sleep improves respiratory failure in kyphoscoliosis. Chest 94:811–815

28. Ellis ER, McCauley VB, Mellis C, Sullivan CE (1987) Treatment of alveolar hypoventilation in a six-year-old girl with intermittent positive pressure ventilation trough a nose mask. Am Rev Respir Dis 136:188–191

29. Frank Y, Kravath RE, Inoue M, Hirano A, Pollak CP, Rosenberg RN, Weitzman ED (1981) Sleep apnoe and hypoventilation syndrome associated with acquired nonprogressive dysautonomia: clinical and pathological studies in a child. Ann Neurol 10:18–27

30. Galal O, Schmaltz AA, Fawzy ME, Galal I, Duran CMG (1993) Rechtsventrikuläre Druckbestimmung mittels Dopplerechokardiographie bei Kindern mit Ventrikelseptumdefekt. Herz/Kreisl 25:383–386

31. Garland JS, Chan YM, Kelly KJ, Rice TB (1989) Outcome of infants with cystic fibrosis requiring mechanical ventilation for respiratory failure. Chest 96:136–138

32. Gay PC, Patel AM, Viggiano RW, Hubmayr RD (1991) Nocturnal nasal ventilation of patients with hypercapnic respiratory failure. Mayo Clin Proc 66:695–703

33. Goldberg AI (1992) Is (home) mechanical ventilation of infants/children ethical? Eur Respir Rev 2/10:429–430

34. Goldstein RS, DeRosie JA, Avendano MA, Dolmage TE (1991) Influence of noninvasive positive pressure ventilation on inspiratory muscles. Chest 99:408–415

35. Haddad GG, Mazza NM, Defendini R, Blanc WA, Driscoll JM, Epstein MAF, Epstein RA, Mellins RB (1978) Congenital failure of autonomic control of ventilation, gastrointestinal motility and heart rate. Medicine 57:517–526

36. Hartmann H, Jawad MH, Noyes J, Samuels MP, Southall DP (1994) Negative extrathoracic pressure ventilation in central hypoventilation syndrome. Arch Dis Child 70:418–423

37. Hartmann H, Schürmann R, Hardt Hv (1995) Behandlung des konnatalen zentralen Hypoventilationssyndroms mit negativem extrathorakalen Druck. Monatsschr Kinderheilkd 143:678–680

38. Hatle L (1984) Non-invasive methods of measuring pulmonary artery pressure and flow velocity. In: Chazov EI, Smirnov VN, Oganov RG (eds) Cardiology. Plenum Publishing Corporation, 783-790

39. Heckmatt JZ, Loh L, Dubowitz V (1990) Night-time nasal ventilation in neuromuscular disease. Lancet 335:579–582

40. Hodson ME, Madden BP, Steven MH, Tsang VT, Yacoub MH (1991) Non-invasive mechanical ventilation for cystic fibrosis patients – apotential bridge to transplantation. Eur Respir J 4:524–527

41. Hodson ME, Madden BP, Steven MH, Tsang VT, Yacoub MH (1991) Non-invasive mechanical ventilation for cystic fibrosis patients – a potential bridge to transplantation. Eur Respir J 4:524–527 (Abstract)

42. Jackson M, Smith I, King M, Shneerson J (1994) Long term non-invasive domiciliary assisted ventilation for respiratory failure following thoracoplasty. Thorax 49:915–919

43. Johnston KJ, Newth CJL, Sheu K-FR, Patel MS, Heldt GP, Schmidt KA, Packman S (1984) Central hypoventilation syndrome in pyruvate dehydrogenase complex deficiency. Pediatrics 74:1034–1040

44. Kerbl R, Litscher H, Grubbauer HM, Reiterer F, Zobel G, Trop M, Urlesberger B, Eber E, Kurz R (1996) Congenital central hypoventilation syndrome (Ondine's curse syndrome) in two siblings: delauyed diagnosis and successfull noninvasive treatment. Eur J Pediatr 155:977–980

45. Kerby GR, Mayer LS, Pingleton SK (1987) Nocturnal positive pressure ventilation via nasal mask. Am Rev Respir Dis 135:738–740

46. Kravis LP (1987) An analysis of fifteen childhood asthma fatalities. J Allergy Clin Immunol 80:467–472

47. Laaban JP, Diebold B, Lafay M, Rochemaure J, Peronneau P (1989) Detection of pulmonary hypertension by Doppler echocardiography of the inferior vena cava in chronic airflow obstruction. Thorax 44:396–401

48. Laaban JP, Diebold B, Zelinski R, Lafay M, Raffoul H, Rochemaure J (1989) Noninvasive estimation of systolic pulmonary artery pressure using Doppler echocardiography in patients with chronic obstructive pulmonary disease. Chest 96:1258–1262

49. Lands LC, Heigenhauser GJ, Jones NL (1993) Respiratory and peripheral muscle function in cystic fibrosis. Am Rev Respir Dis 147:865–869

50. Latchaw RE, L'Heureux PR, Young G, Priest JR (1982) Neuroblastoma presenting as central nervous system disease. Am J Neuroradiol 3:623–630

51. Leger P, Bedicam JM, Cornette A, Reybet-Degat O, Langevin B, Polu JM, Jeannin L, Robert D (1994) Nasal intermittent positive pressure ventilation. Long term follow-up in patients with severe chronic respiratory insufficiency. Chest 105:100–105

52. Leger P, Jennequin J, Gerard M, Lassonnery S, Robert D (1989) Home positive pressure ventilation via nasal mask for patients with neuromusculoskeletal disorders. Eur Respir Rev 2, Suppl.7:640s–645s

53. Leger P, Robert D, Langevin B, Guez A (1992) Chest wall deformities due to idiopathic kyphoscoliosis or sequelae of tuberculosis. Eur Respir Rev 2/10:362–368

54. Libby DM, Briscoe WA, Boyce B, Smith JP (1982) Acute respiratory failure in scoliosis or kyphosis. Am J Med 73:532–538

55. Lloyd-Still JD, Kon-Taik D, Shwachman H (1974) Severe respiratory disease in infants with cystic fibrosis. Pediatrics 53:678–682

56. Lockhat D, Langleben D, Zidulka A (1992) Hemodynamic differences between continual positive and two types of negative pressure ventilation. Am Rev Respir Dis 146:677–680

57. Madden BP, Siddiqi AJ, Moran F, Machin A, Hodson ME (1996) The role of nasal intermittent positive pressure ventilation (NIPPV) in cystic fibrosis patients. Israel J Med Sci 32:

58. Marangoni S, Quadri A, Dotti A, Scalvini S, Volterrani M, Schena M, Foglio K, Levi G (1988) Non-invasive assessment of pulmonary hypertension: a simultaneous Echo-Doppler hemodynamic study. Cardiology 75:401–408

59. Marchandise B, Bruyne BD, Delaunois L, Kremer R (1987) Noninvasive prediction of pulmonary hypertension in chronic obstructive pulmonary disease by Doppler echocardiography. Chest 91:361–365

60. Mather SJ (1987) Ondine's Curse and the anaesthetist. Anaesthesia 42:394–403

61. Mathru M, Wolfkiel C, Jelnin V, Sullivan HJ, Blakeman B, Pifarre R (1994) Measurement of right ventricular volume in human explanted hearts using ultrafast cine computed tomography. Chest 105:585–588

62. Mier A, Redington A, Brophy C, Hodson M, Green M (1990) Respiratory muscle function in cystic fibrosis. Thorax 45:750–752

63. Mukhopadhyay S, Wilkinson PW (1990) Cerebral arteriovenous malformation, Ondine's Curse and Hirschsprung's disease. Developmental Med Child Neurol 32:1087–1089

64. Mundie TG, Finn K, Balaraman V, Sood S, Easa D (1995) Continuous negative extrathoracic pressure and positive end-expiratory pressure. A comparative study in Escherichia coli endotoxin-treated neonatal piglets. Chest 107:249–255

65. Nielson DW, Black PG (1990) Mask ventilation in congenital central alveolar hypoventilation syndrome. Pediatr Pulmonol 9:44–45

66. Olson TS, Woodson GE, Heldt GP (1992) Upper airway function in Ondine's Curse. Arch Otolaryngol Head Neck Surg 118:310–312

67. Paditz E (1992) Echokardiographische Diagnostik der pulmonalen Hypertension bei chronischen Lungenerkrankungen. Pneumologie 46:131–140

68. Paditz E (1996) Nichtinvasive echokardiografische Diagnostik und Therapiekontrolle der pulmonalen Hypertension und linksventrikulärer Funktionsstörungen bei Kindern mit chronischen Lungenerkrankungen oder Obstruktion der oberen Atemwege. Habil.-Schrift. Medizinische Fakultät Carl Gustav Carus der Technischen Universität Dresden

69. Paditz E, Dinger J, Steinak S, Schwarze R, Schober A, Brömme W (1996) NIPPV und Unterdruckbeatmung bei schwerem zentralen Hypoventilationssyndrom (CHS) im Kindesalter. Monatsschr Kinderheilkd 144:338 (abstr.)

70. Paditz E, Knauth H, Baerthold W (1994) Kardiale Komplikationen adenoider Vegetationen. der kinderarzt 25:839–848

71. Paditz E, Knauth H, Baerthold W (1996) Einfluß der Adenotomie auf die geistige Leistungsfähigkeit bei Kindern mit adenoiden Vegetationen. Wien Med Wochenschr 13/14:327–328

72. Paditz E, Knauth H, Baerthold W, Rupprecht E (1993) Respiratory and cardiac complications of adenoid vegetations. Eur J Pediatr 152:282

73. Paditz E, Knauth H, Baerthold W, Rupprecht E, Paul K-D (1993) Klinisch-anamnestische Hinweise für nächtliche Hypoxämien und pulmonale Hypertension bei Kindern mit adenoiden Vegetationen. Monatsschr Kinderheilkd 141, Suppl.1:S10

74. Paditz E, Knauth H, Koch R, Baerthold W, Rupprecht E, Leupold W (1995) Nächtliche Hypoxämien und pulmonale Hypertension bei Kindern mit adenoiden Vegetationen. In: Mayer G (ed) Jahrbuch Schlafmedizin in Deutschland. 1994. MMV Medizin Verlag München, München: 210–213

75. Paditz E, Leupold W, Paul K-D, Wunderlich P (1993) Cor pulmonale und nächtliches Hypoventilationssyndrom bei thorakaler Skoliose – Therapie mit Almitrin, O_2, Theophyllin und Spironolakton. Z Kardiol 82/1:66 (abstr.)

76. Paditz E, Reitemeier G, Leupold W, Paul K-D, Heinicke D, Reuner U, Dinger J, Schwarze R (1996) Nichtinvasive nächtliche nasale Maskenbeatmung (NIPPV) im Kindes- und Jugendalter – Dresdener Erfahrungen. Med Klinik 91:31–33

77. Paditz E, Reitemeier G, Leupold W, Paul K-D, Heinicke D, Reuner U, Dinger J, Schwarze R, Tittel B, Steinak S (1996) Nichtinvasive nächtliche nasale Maskenbeatmung (NIPPV) im Kindes- und Jugendalter. In: Mayer G (ed) Jahrbuch Schlafmedizin in Deutschland 1995. MMV Medizin Verlag GmbH München, München: 138–143

78. Paditz E, Reitemeier G, Schläfke ME, Paul K-D, Dobrev H, Leupold W, Rupprecht E, Wunderlich P (1994) Nichtinvasive nächtliche IPPV-Beatmung bei thorakaler Skoliose im Kindesalter. Med Klinik 89/4,Suppl.I:33–34

79. Paditz E, Reitemeier G, Schläfke ME, Schäfer T, Paul K-D, Dobrev H, Leupold W, Rupprecht E, Wunderlich P (1995) Nocturnal ventilation by nasal mask in an 8-year-old girl with thoracic scoliosis, hypercapnic respiratory failure and cor pulmonale. Pediatr Pulmonol 19:60–65
80. Paditz E, Reitemeier G, Schläfke ME, Schäfer T, Paul K-D, Dobrev H, Leupold W, Wunderlich P (1993) Nächtliche nasale Maskenbeatmung bei einem 8-jährigen Mädchen mit thorakaler Skoliose, Hypoventilationssyndrom und Cor pulmonale. Monatsschr Kinderheilkd 141, Suppl.1:S61
81. Paditz E, Sachse S, Lindner B, Todt H, Bredow P, Kühne A, Franke WG (1993) Zur Pathogenese kardiopulmonaler Komplikationen bei Kindern mit ventrikuloatrialen Liquordrainagen. Z Kardiol 82/1:68–69
82. Paditz E, Seelig B, Leupold W (1996) Vergleich ambulant und stationär erhobener pulsoxymetrischer nächtlicher Befunde bei Patienten mit schlafbezogenen Atmungsstörungen. Monatsschr Kinderheilkd 144:334
83. Paditz E, Steinak S, Dinger J, Schwarze R, Schobes A, Brömme W (1995) Geistige Leistungsfähigkeit eines 4-jährigen Knaben mit zentralem Hypoventilationssyndrom (CHS) vor und während der Therapie mit nasaler Maskenbeatmung, Theophyllin, Almitrin und Protryptilin. 3. Deutscher Kongreß für Schlafforschung und Schlafmedizin, Jahrestagung der DGSM 120
84. Padman R, Lawless S, Nessen Sv (1994) Use of BiPAP by nasal mask in the treatment of respiratory insufficiency in pediatric patients: preliminary investigation. Pediatr Pulmonol 17:119–123
85. Pehrsson K, Larsson S, Oden A, Nachemson A (1992) Long-term follow-up of patients with untreated scoliosis. Spine 17/9:1091–1096
86. Pehrsson K, Nachemson A, Olofson J, Ström K, Larsson S (1992) Respiratory failure in scoliosis and other thoracic deformities. Spine 17/6:714–718
87. Piper AJ, Parker S, Torzillo PJ, Sullivan CE, Bye PT (1992) Nocturnal nasal IPPV stabilizes patients with cystic fibrosis and hypercapnic respiratory failure. Chest 102:846–850
88. Raphael J-C, Chevret S, Chastang C, Bouvet F, French Multicentric Group (1992) A prospective multicentre study of home mechanical ventilation in Duchenne de Boulogne muscular dystrophy. Eur Respir Rev 2/10:312–316
89. Reckles LN, Peterson HA, Bianco AJ, Weidman WH (1975) The association of scoliosis and congenital heart defects. J Bone Joint Surg 57:449–455
90. Reid WD (1930) Spinal deformity as a cause of cardiac hypertrophy. J Am Med Assoc 94:483–490
91. Richardson RR, Johnson N, Cerullo LJ (1978) Diaphragm pacing in central von Recklinghausen's diasease: a case report. Neurosurgery 3:75–78
92. Rideau Y (1986) Management of the wheel chair muscular dystrophy patient: prevention of death. 6th International Congress on Neuromuscular Diseases, Los Angeles Abstraktband:p.86, T-03
93. Robert D, Gerard M, Leger P (1993) Domiciliary mechanical ventilation by tracheostomy for chronic respiratory failure. Rev Fr Mal Resp 11:923–936
94. Robinson RJS, Shennib H, Noirclerc M (1994) Slow-rate, high-pressure ventilation: a method of management of difficult transplant recipients during sequential double lung transplantation for cystic fibrosis. J Heart Lung Transplant 13:779–784
95. Russell DL, Treacher DF, Lenicker HM, Tashanov M, Spencer GT (1989) Central hypoventilation in a seven year old child following pertussis treated with negative pressure ventilation. Postgrad Med J 65:768–770
96. Salzer-Muhar U, Burghuber OC, Weissel M, Götz M (1988) Nicht-invasive Beurteilung der pulmonalen Hypertension mit Hilfe gepulster Doppler-Sonographie bei erwachsenen Patienten mit zystischer Fibrose. Prax Klin Pneumol 42:580–582
97. Schäfer T, Schäfer C, Schläfke ME (1996) Druckgesteuerte Maskenbeatmung bei Kindern zur Therapie schlafabhängiger Hypoventilation. In: Mayer G (ed) Jahrbuch Schlafmedizin in Deutschland 1995. MMV Medizin Verlag GmbH München, München: 144–146
98. Schiavina M, Fabiani A (1993) Intermittent negative pressure ventilation in patients with restrictive respiratory failure. Monaldi Arch Chest Dis 48:169–175
99. Seidel M (1991) Erfahrungen mit der Langzeitbeatmung über Nasenmaske in der Pädiatrie. Atemw -Lungenkrkh 17:114–115
100. Sforza E, Colamaria V, Lugaresi E (1994) Neurofibromatosis associated with central alveolar hypoventilation syndrome during sleep. Acta Paediatrica (Stockholm) 83:794–796

101. Sharples MP, Colditz PB, Wilkinson AR (1989) Lethal respiratory failure in preterm infants due to cystic fibrosis. Acta Paediatr.Scand. 78:641–643

102. Shiau JC, Wong KS, Huang SC (1990) (Idiopathic scoliosis and pneumonia complicated with cor pulmonale. Report of one case). Acta paed Sin 31:58–63

103. Simonds AK, Carroll N, Branthwaite MA (1989) Kyphoscoliosis as a cause of cardio-respiratory failure -pitfals of diagnosis. Resp Med 83:149–150

104. Soroldoni M, Ferrarini F, Biffi E, Pozzi M, Gatto R, Longhini E (1985) M-mode subxiphoid echocardiography in assessing pulmonary hypertension. Its usefullness in chronic obstructive pulmonary disease. Respiration 47:164–170

105. Swaminathan S, Gilsanz V, Atkinson J, Keens TG (1989) Congenital central hypoventilation syndrome associated with multiple ganglioneuromas. Chest 96:423–424

106. Tonczar L, Benzer H, Haider W, Mayrhofer O, Pauser G (1978) Bemerkungen zu der Arbeit von R. J. Bieber „Crux medicorum: Undines Fluch" Anaesthesist 26, 628–630 (1977). Bericht über einen eigenen Fall. Anaesthesist 27:397–398

107. Wanderman KL, Goldstein MS, Faber J (1975) Cor pulmonale secondary to severe kyphoscoliosis in Marfan's Syndrome. Chest 67:250–251

108. Weese-Mayer DE, Brouillette RT, Naidich TP, McLone DG, Hunt CE (1988) Magnetic resonance imaging and computerized tomography in central hypoventilation. Am Rev Respir Dis 137:393–398

109. Wiebel M, Laier-Groeneveld G, Schönhofer B, Orth M, Karg O (1995) Nichtinvasive Selbstbeatmung – erfolgreiche Überbrückungshilfe in der Wartezeit vor der Lungentransplantation ? Med Klin 90, Sondernr.1: 32–34

110. Wiebel M, Schulz V (1994) Ergebnisse der nicht-invasiven Beatmung bei Mukoviszidose anhand zweier Fallbeispiele. Medizinische Klinik 89, Sondernr.1:77–79

111. Wiebicke W, Haun C (1993) Variabler CPAP: Konservative Therapie der Ateminsuffizienz bei einem Kind mit schwerer Kyphoskoliose. Monatsschr Kinderheilkd 141, Suppl.1: S61

112. Wiesel S, Fox GS (1990) Anaesthesia for a patient with central alveolar hypoventilation syndrome (Ondine's Curse). Can J Anaesth 37:122–126

113. Wollininsky KH, Minde A, Mehrkens HH (1994) Nasale Maskenbeatmung bei Muskelkranken. Kann sie die Lebensqualität verbessern und Leben verlängern ? Med Klin 89, Sondernr.1:23–25

114. Wollinsky KH, Hülser P-J, Mehrkens H-H, Geiger P, Weindler M, Naumann T (1991) Nächtliche Hypoxie und Hyperkapnie bei Patienten mit Duchenne-Muskeldystrophie. In: Schläfke ME, Gehlen W, Schäfer T (eds) Schlaf und schlafbezogene Störungen aus interdisziplinärer Sicht. Erstes Bochumer Schlaf-Symposium, 10.–12. Juli 1990. Universitätsverlag Dr. N. Brockmeyer, Bochum: 247–251

115. Woolf CR (1990) Kyphoscoliosis and respiratory failure. A patient treated with assisted ventilation for 27 years. Chest 98:1297–1298

116. Zaccaria S, Braghiroli A, Sacco C, Donner CF (1993) Central alveolar hypoventilation in a seven year old boy. Long-term treatment by nasal mask ventilation. Monaldi Arch Chest Dis 48:37–39

2.3 Nichtinvasive intermittierende Beatmung (NIPPV) als Brücke zur Lungentransplantation (retrospektive Analyse von 20 Patienten mit chronischen Lungenerkrankungen aus 5 deutschen Zentren)

M. Wiebel, G. Laier-Groeneveld, B. Schönhofer, M. Orth, O. Karg

Summary: Noninvasive Intermittent Ventilation (NIPPV) for Bridging Until Lung Transplantation: A Retrospective Analysis of 20 Cases from Five Centers in Germany

Background: Noninvasive mechanical ventilation (NIPPV) has been used succsessfully for ventilatory failure due to derangements of the respiratory pump. Its efficacy in pulmonary diseases is still a matter of contoversy; however, NIPPV is reported as being a means of bridging the period until lung transplantation (LTx) can be performed.

Patients and Methods: We report on 20 patients from five centers who were treated with NIPPV while awaiting LTx.

Results: NIPPV was seen as having been successful in 14 patients. Of these five have ben transplanted after up to 2 years, four are still waiting , two have not yet entered the LT program, one is still on NIPPV after refusing to be listed, and three have died in the meantime. In the group of nonsuccessful NIPPV two were transplanted after a short waiting period. All the remaining four patients died. The course of three patients with cystic fibrosis is documented.

Conclusions: It seems that NIPPV may be helpful in prolonging the period of survival while waiting for LTx.

Einleitung

Die nichtinvasive Beatmung über eine Nasenmaske hat sich in der Therapie der Ateminsuffizienz durch thorakalrestriktive und neuromuskuläre Erkrankungen bewährt [4]. Akute Verschlechterungen bei chronisch-obstruktiven Atemwegserkrankungen können überwunden werden und die Entwöhnung vom Respirator wird in Grenzsituationen möglich. Die zeitliche Überbrückung mit Hilfe der nichtinvasiven Beatmung bis zu einer geplanten Transplantation scheint ein weiteres Indikationsgebiet zu sein [3; 4].

Patienten mit Mukoviszidose entwickeln durch rezidivierende Infekte der Atemwege eine respiratorische Insuffizienz, die trotz verbesserter Infekttherapie und -prophylaxe die Lebenserwartung in der Regel auf die dritte Lebensdekade beschränkt. Die Transplantation der Lunge oder von Herz und Lunge kann die Prognose und Lebensqualität entscheidend verbessern. Da die Verfügbarkeit geeigneter Organe für die Transplantation beschränkt ist, ergeben sich Wartezeiten, während derer die respiratorische Insuffizienz sich weiter verschlechtert und ohne mechanische Ventilation zum Tode führen kann. Andererseits hat sich gezeigt, daß die maschinelle Beatmung über Intubation das Ergebnis der Transplantation gravierend beeinträchtigt, so daß eine Ersttransplantation in dieser Situation zum Teil abgelehnt wird [3; 10].

Methodik

Der vorliegende Bericht erfaßt Erfahrungen aus 5 Zentren, die in der Arbeitsgruppe „Heimbeatmung und Respiratorentwöhnung" zusammenarbeiten. Ziel ist, Nutzen und Effektivität in der retrospektiven Analyse besser einzugrenzen. Es werden die Daten von Patienten, bei denen eine Lungentransplantation geplant ist, und die NIPPV benötigen, zusammengestellt. Die Indikation zur NIPPV wird gestellt, wenn die Symptome der respiratorischen Insuffizienz so gravierend sind, daß eine vitale Bedrohung eintritt. Die Effektivität der NIPPV wird an der Besserung der Blutgase am Tage und in der Nacht sowie der subjektiven Beschwerden, mithin der Akzeptanz der NIPPV gemessen.

Patienten

Wir berichten über 20 Patienten mit Lungenerkrankungen im Terminalstadium, bei denen NIPPV vor einer geplanten Lungentransplantation bis zum Stichtag 31.1.1994 eingesetzt wird (Tabelle 2.3). Es handelt sich um 6 Frauen und 14 Männer im Alter von 23 bis 53 Jahren (10 COPD/ Emphysem, 5 Bronchiektasie (davon 3 Mukoviszidose), 4 Lungengerüsterkrankung (2 Histiocytosis X, 1 Lymphangioleiomyomatose, 1 idiopathische fibrosierende Alveolitis).

Ergebnisse (Tabelle 2.3)

Dem ventilatorischen Versagen ($p_aCO_2 \pm 12$ Torr, p_aO_2 51 $\pm$ 15 Torr) liegt meist eine schwere obstruktive Ventilationsstörung und Überblähung zugrunde (FEV_1 0,62 l $\pm$ 0,23 l).

Zum Zeitpunkt der Datenerfassung sind von den 20 Patienten 16 in einer Transplantationsliste aufgenommen. Für zwei läuft der Entscheidungsprozess, weitere zwei werden abgelehnt, führen aber NIPPV fort.

NIPPV ist effektiv bei 14 Patienten. von denen beatmen sich 12 volumenkontrolliert, druckunterstützt zwei Patienten. Die tägliche Beatmungsdauer schwankt zwischen 2 und 24 h.

NIPPV ist bei 6 Patienten nicht erfolgreich, obwohl z. T. verschiedene Methoden eingesetzt werden (Unterdruck, nCPAP, druck- und volumenkontrolliert).

Tabelle 2.3. Ateminsuffizienz und NIPPV vor geplanter Lungentransplantation. Effektivität von NIPPV und Patientenstatus

NIPPV	Status	Transplantiert	Liste	Abgelehnt	Diskussion
Effektiv	lebt	4	4	1	2
Erkrankung		2/1	1/3/–	–/1/–	2/–/–
Beatmungs-dauer[a]		3,8/24/7	11/11,12,14/–	–/15/–	9,19/–/–
Effektiv	tot	–	3	–	–
Erkrankung			1/1/1		
Beatmungs-dauer[a]			4/4/0,75		
Ineffektiv	lebt	2			
Erkrankung		–/1/1	–	–	–
Ineffektiv	tot	–	3	1	
Erkrankung			1/1/1	1/–/–	–

[a] Beatmungsdauer (Monate) bezogen auf Erkrankung COLD/Bronchiekatasie/Lungenfibrose.

Für das Scheitern sind zum einen die subjektive Beeinträchtigung bei hohen Beatmungsdrücken und -volumina, zum anderen die Verschlechterung des Gaswechsels mit Atemnot zu nennen.

Zwei Patienten genügt eine befristete NIPPV (3 bzw. 21 Tage), um eine akute respiratorische Verschlechterung zu überwinden. Von diesen muß einer 6 Monate später NIPPV auf Dauer einsetzen (siehe Kasuistik 2).

Insgesamt werden 6 Patienten transplantiert. Die Dauer bis zur Lungentransplantation liegt für die effektiv Beatmeten zwischen 3 und 24 Monaten, während die zwei nichteffektiv Beatmeten nur 2 bzw. 3 Monate warten.

Unter NIPPV überleben 4 Patienten, die in der Liste aufgenommen sind, seit 11 bis 14 Monaten. Weitere zwei gelistete Patienten mit NIPPV versterben nach 4 Monaten. Ein Patient, der nur 21 Tage NIPPV zur Überwindung einer akuten Rechtsherzdekompensation benötigte, verstirbt 12 Monate später, ohne erneut beatmet zu werden. Zwei Patienten beatmen sich seit 9 bzw. 19 Monaten, können sich aber zur Aufnahme in eine Transplantationsliste noch nicht entschließen. Ein Patientin führt auch nach Ablehnung der Aufnahme in die Transplantationsliste NIPPV fort (15 Monate).

Alle 4 verbleibenden Pat. mit ineffektiver NIPPV versterben innerhalb von 4 Monaten.

Bezogen auf die Grundleiden wird ein Unterschied der Effektivität von NIPPV nicht erkennbar. Auch das Alter scheint ohne Einfluß zu sein.

Kasuistik 1 (Mukoviszidose)

P. M. (22 Jahre, männlich) wird nach Spontanpneumothorax rechts 7/91 erstmals schwer respiratorisch insuffizient (Tabelle 2.4). Mit konservativen therapeutischen

Tabelle 2.4. Patient P. M. mit Mukoviszidose (=Kasuistik 1), Verlauf der Blutgaspartialdrücke p_aCO_2 und p_aO_2, des Basenüberschuß (BE), der Vitalkapazität (VC) und der Einsekundenkapazität (FEV$_1$) vor und im Verlauf der Selbstbeatmung.

Atem- hilfe O_2-Gabe[a]	8/91 3	2/92 4	6/92 4	9/92 NIPPV 4	11/92 NIPPV 4	12/92 NIPPV 4	1/92 NIPPV 4
p_aCO_2	47 (6,2)	47 (6,2)	71 (9,4)	75 (10,0)	50 (6,5)	66 (8,8)	81 (10,8)
p_aO_2	61	46 (6,1)	44 (5,8)	42 (5,6)	51 (6,8)	52 (6,9)	67 (8,9)
BE	7,5	9,7	18,8	19,6	6,1	18,5	13,4
VC	2,66	2,11	1,43	1,22	–,–	1,29	–,–
FEV$_1$	1,99	0,84	0.71	0,69	–,–	0,67	–,–

p_aCO_2, p_aO_2 Kohlendioxid-, Sauerstoffpartialdruck [Torr (= kPa)], *BE* Basenüberschuß [mval l^{-1}], *VC* Vitalkapazität [l], *FEV$_1$* Einsekundenkapazität [l]
[a] Sauerstoffzufuhr [l min^{-1}].

Maßnahmen und Sauerstofflangzeittherapie 4 l O_2/min über 24 h/Tag gelingt die Rekompensation . In den folgenden 12 Monaten erlebt der Patient 4 Infektexazerbationen. Erneute Hospitalisation erfolgt 9/92 wegen Verschlechterung . Trotz Maximaltherapie kann die Stabilisierung nicht erreicht werden. Wir entschließen uns daher zur nichtinvasiven Beatmung (Atemzugvolumen 850 ml, Beatmungsfrequenz 24/Min) während 12 h/Tag. Die Beatmung wird trotz anfänglicher Oberbauchschmerzen als Erleichterung empfunden. Nach 5 Wochen kann der Patient mit Beatmungsgerät nach Hause entlassen werden. Nach weiteren 5 Wochen zu Hause muß der Patient wegen respiratorischer Verschlechterung wieder aufgenommen werden. Die Beatmung wird intensiviert (Atemzugvolumen 1000 ml, Beatmungsfrequenz 24/Min, Beatmungsdauer 15 h/Tag). Der Patient dehnt die tägliche Beatmungsdauer auf 24 h/Tag aus, da die Atemnot unter Spontanatmung unerträglich wird. Wenige Tage vor dem Tode erleidet er, wahrscheinlich durch Barotrauma, eine Trommelfellperforation rechts, die durch Tamponade des äußeren Gehörgangs nur provisorisch abgedichtet wird. Am 31.1.1993 verstirbt er.

Kasuistik 2 (Mukoviszidose)

S. I. (27 Jahre, weiblich) erleidet 1/1991 erstmals einen Spontanpneumothorax links und wird dabei ateminsuffizient. Sie wird intubiert und über 4 Tage maschinell beatmet. Nach einem 2. Spontanpneumothorax 7/1992 verschlechtert sich die Ateminsuffizienz akut (Tabelle 2.5). Die nichtinvasive Beatmung wird notfallmäßig eingesetzt (Atemzugvolumen 600 ml, Beatmungsfrequenz 24/Min). Initial wird ohne Unterbrechung über 36 h beatmet, anschließend noch an 2 Tagen jeweils über 12 h/Tag. Eine allergische bronchopulmonale Aspergillose zwingt zur sytemischen Steroidtherapie. Unter zusätzlicher Sauerstofflangzeittherapie mit

Tabelle 2.5. Patientin S. I. mit Mukoviszidose (=Kasuistik 2), Verlauf der Blutgaspartialdrücke vor und während nasaler nicht-invasiver Beatmung (NIPPV). Lungentransplantation am 20.9. 1994, verstorben am 37. Tag postoperativ.

Datum	31.7.92	4.8.92	30.10.92	5.3.92	7.3.93	23.4.93
Atemhilfe	$3\,l\,min^{-1}$ O_2	NIPPV 4 d $3\,l\,min^{-1}$ O_2	$3\,l\,min^{-1}$ O_2	$5\,l\,min^{-1}$ O_2	NIPPV 24 h/d $4\,l\,min^{-1}$ O_2	NIPPV 12 h/d $3\,l\,min^{-1}$ O_2
p_aCO_2	95 (12,1)	48 (6,4)	54 (7,2)	79 (10,5)	69 (9,2)	52 (6,9)
p_aO_2	85 (11,3)	84 (11,2)	46 (6,1)	98 (13,0)	110 (14,7)	51 (6,9)
Klinik	Pneumo-thorax			Präcoma diabeticm		

$^a P_aCO_2, P_aO_2$ Kohlendioxid-, Sauerstoffpartialdruck [Torr (= kPa)]

$3\,l\,O_2$/Min 24 h/Tag wird die Patientin entlassen. 2/1993 wird die Patientin notfallmäßig im Präcoma diabeticum wiederaufgenommen mit Verschlechterung der Ateminsuffizienz (p_aCO_2 79 Torr (10,5 kPa), p_aO_2 48 Torr (6,4 kPa), Gewichtsverlust 6 kg). Die druckunterstützte Beatmung (BiPAP, Fa. Respironics, inspiratorisches Druckniveau 22 mbar, exspiratorisches Druckniveau 2 mbar) ist unwirksam, so daß volumenkontrolliert ventiliert werden muß (EV 800, Fa. Dräger, Atemzugvolumen 650 ml, Beatmungsfrequenz 24/Min). Initial berichtet die Patientin über Oberbauchdruck. Nach 6 Wochen erfolgt die Entlassung mit Respirator. Seither führt die Patientin die Beatmung regelmäßig durch, ohne daß weitere Komplikationen eingetreten sind. Der weitere Verlauf bleibt komplikationslos. Im Oktober 1994 wird die bilaterale Lungentransplantation duchgeführt. Die Patientin erleidet eine Aspergillussepsis und verstirbt am 37. postoperativen Tag.

Kasuistik 3 (Mukoviszidose)

A. P. (23 Jahre, männlich) wird im April 1993 mit akut verschlechterter respiratorischer Insuffizienz (p_aO_2 37 Torr (4,9 kPa), p_aCO_2 90 Torr (12 kPa)) aufgenommren. Es wird eine druckunterstützte nichtinvasive Beatmung Über Gesichtsmaske eingeleitet, unter der zunächst nur die Korrektur der Hypoxämie gelingt. Erst im Verlauf einer Woche kommt es zur allmählichen Absenkung des p_aCO_2 auf 60 Torr (8,9 kPa). Es wird auf intermittierende volumenkontrollierte Beatmung über Nasenmaske umgestellt (12 h/Tag). Die Entlassung kann nach weiteren 4 Wochen erfolgen. Trotz konsequenter Fortführung von NIPPV kommt es im September 1993 zur respiratorischen Dekompensation im Rahmen einer Infektexazerbation, die zur stationären Wiederaufnahme zwingt. Erst jetzt entschließt sich der Patient zur Aufnahme in ein Transplantationprogramm. Im Dezember 1993 wird er wieder hospitalisiert,. Die Beatmung wird auf 20 h pro Tag ausgedehnt, trotz erheblicher Einschränkung der Mobilität kann der Patient entlassen werden. Am 30.5.94 wird er transplantiert, verstirbt aber am 10.6.94 am pulmonalen Infekt.

Diskussion

Die vorliegenden Erfahrungen aus 5 pneumologischen Zentren ergeben das Bild ähnlicher therapeutischer Strategien bei pulmonalem und ventilatorischem Versagen vor Lungentransplantation.

Die Effektivität von NIPPV ist abhängig von einer ausreichenden Koppelung zwischen der Maske als Beatmungszugang und dem Patienten. Nur wenn die subjektive Atemnot gebessert wird, ist zu erwarten, daß NIPPV längerfristig eingesetzt werden kann. Des weiteren muß die Verbesserung des Gaswechsels gelingen. Beide Bedingungen können jedoch nicht regelhaft erzielt werden.

Unabhängig von der Planung einer Lungentransplantation wird NIPPV als Instrument der Langzeittherapie bei fortgeschrittener COPD untersucht [5]. Bei Bronchiekatasie bleibt die Prognose trotz NIPPV (auch über Tracheostoma) beschränkt [4]. Nur im Einzelfall wird bei dieser Patientengruppe NIPPV ohne die Planung einer Lungentransplantation eingesetzt werden. Zur Effektivität von NIPPV bei fibrosierender Lungengerüsterkrankungen liegen nur geringe, eher enttäuschende Erfahrungen vor [6-9]. Die Effektivität von NIPPV vor Lungentransplantation scheint in unserer Patientengruppe, unabhängig von Grundleiden und Alter des Patienten zu sein.

In unserem Krankengut wird ein deutlicher Vorteil für die effektiv beatmeten Patienten erkennbar. Vier Patienten werden nach bis zu 2 Jahren dauernder Wartezeit transplantiert und weitere vier Patienten der Liste überleben seit ca. 1 Jahr. Auch die "Unentschlossenen" überleben. Zwar erreichen zwei Patienten, trotz ineffektiver NIPPV die Transplantation, doch ist hier die Wartezeit mit zwei bzw. drei Monaten kurz.

Es kann gezeigt werden, daß bei fortgeschrittener Mukoviszidose die nichtinvasive Beatmung über Nasenmaske die Möglichkeit bietet, die respiratorische Insuffizienz zu verringern. Hiermit kann eine akute Exazerbation durch zeitlich begrenzten Einsatz der Beatmung überwunden werden, sowie bei langsamer Verschlechterung das ventilatorische Versagen abgemildert werden. Die Verbesserung auch im beatmungsfreien Intervall läßt sich zum einen auf die Erholung der ermüdeten Atemmuskulatur und die Verminderung des Rechtsherzversagens zum anderen auf die Eröffnung dystelektatischer Lungenareale und die vermutlich günstigere Clearance des Bronchialsekrets zurückführen.

Die hohen Beatmungsdrücke aufgrund des pulmonalen Umbaus bedingen Nebenwirkungen, die teilweise gravierend sind. Eine Trommelfellperforation unter nichtinvasiver Beatmung wurde bislang nicht beschrieben. Infekte scheinen aber nicht vermehrt aufzutreten. Ein Pneumothorax wird trotz entsprechender Vorgeschichte nicht beobachtet. Druckstellen im Nasenbereich sind häufiger, können jedoch immer behoben werden. Schmerzen im Oberbauch durch Blähung des Magens schränken nur zeitweilig das Beatmungsregime ein.

Zwei Patienten überleben bis zur bilateralen Lungentransplantation, wobei Patientin S. I. (LTx nach dem Stichtag der Erhebung) einen komplikationslosen Verlauf bis zur LTx hat, während Patient A. P. bei rezidivierenden respiratorischen Dekompensationen nur unter submaximaler zeitlicher Ausdehnung von NIPPV überlebt. Bereits in der Frühphase nach LTx kommt es jedoch in beiden Fällen zu letalen septischen Komplikationen. Andernorts ist eine Überhäufigkeit septischer Komplikationen nach LTx und überbrückender NIPPV nicht beschrieben, so daß bei unseren zwei Fällen nicht von einer NIPPV bezogenen Infektentwicklung ausgegangen werden muß [1; 2; 3; 4].

Patient P. M. erlebt die Transplantation zwar nicht. Die vier Monate unter Selbstbeatmung sind aber als Lebensverlängerung und zunächst als Palliation zu werten, die allerdings in den letzten 4 Wochen nur unter maximaler Steigerung des Beatmungsregimes erzielt werden kann.

Die Wahl eines volumengesteuerten Respirators wird zum damaligen Zeitpunkt bevorzugt. Mittlerweile stehen leistungsfähigere Systeme für die druckkontrollierten Beatmung zur Verfügung, die bei besserer Leckkompensation und geringerem Eingewöhnungsbedarf von uns bevorzugt werden [2].

In der zeitlichen Ausdehnung von NIPPV auf 20 bis 24 h wird deutlich, daß die Beatmung nur eine temporäre Hilfestellung bei dem grundsätzlich progredienten Grundleiden ist, daß aber Zeit gewonnen wird bis zur Lungentransplantation.

Für Lungentransplantationskandidaten mit Hyperkapnie scheint NIPPV geeignet zu sein, die Überlebenszeit bis zur Lungentransplantation zu verlängern. Gleichzeitig wird eine bessere Lebensqualität erreicht. Da es bisher keine Faktoren gibt, die die Effektivität der NIPPV vorhersagen lassen, sollte in jedem Fall bei alveolärer Hypoventilation mit Hyperkapnie der Versuch einer NIPPV unternommen werden.

Literatur

1. Bellon G, Mournier M , GiudicelliJ, Gerard M, Akurdi M (1992) Nasal intermittent positive pressure ventilation in cystic fibrosis. Eur Resp J 10: 357–359
2. Baculard A, Sardet A , Boule M, Fauroux B, Tournier G (1993) Nasal intermittent positive pressure ventilation for cystic fibrosis children. Abstract 4th International Conference on Home Mechanichal Ventilation, Lyon
3. Hodson ME, Madden BP, Steven MH, Tsang VT, Yacoub MH (1991) Non-invasive mechanical ventilation in cystis fibrosis patients – a potential bridge to transplantation. Eur Resp J 4: 524-527
4. Madden BP, Siddiqi A, Moran F, Machin A, Hodson ME (1996) The role of nasal intermittent positive pressure ventilation in cystic fibrosis patients. . Eur Resp J 4: 9 suppl.23: 238
5. Muir J-F, Girault C, Cardinaud J-P , Polu J-M (1994) The French Cooperative Study Group:Survival and long-term follow-up of tracheotomized patients with COPD treated by home mechanical ventilation. Chest 106:201–209
6. Robert D, Gérard M , LégerP (1983) Domiciliary ventilation by tracheostomy for chronic respiratory failure. Rev Fr Mal Resp 11:923–936
7. Wiebel M, Schulz V (1994) Nichtinvasive Beatmung bei Mukoviszidose. Med Klin 89: Sondernr. I, 77–79

8. Wiebel M, Laier-Groeneveld G, Schönhofer B , Orth M , Karg O (1995) Nichtinvasive Selbstbeatmung – erfolgreiche Überbrückungshilfe in der Wartezeit vor Lungentransplantsation? Med Klin 90: Sondernummer 1, 32–34
9. Wiebel M, Gehling U, Kunz J, Schulz V (1991) Die nichtinvasive intermittierende Selbstbeatmung , ein neues Verfahren in der Therapie der chronischen respiratorischen Insuffizienz. Z f H T G Chir 5: 178–184
10. Yacoub M H, Banner N R, Kaghani A, Fitzgerald M, Madden BP, Tsang V,. Radley-Smith , Hodson M E (1990) Combined heart and lung transplantation for cystic fibrosis and subsequent "Domino" cardiac transplantation. J Heart Transplantation 9: 459–467

2.4 Beatmung bei Mukoviszidose (Maske oder Tubus) – multizentrische retrospektive Analyse in 12 deutschen Kliniken

E. Paditz (federführend)

Weitere Studienteilnehmer in alphabetischer Reihenfolge:
W. Brömme, J. Dinger, G. Hüls, O. Karg, W. Leupold, H. Lindemann,
T. Nüsslein, K. Paul, K.-D. Paul, W. Riedel, E. Rietschel, A. Schuster,
W. Sextro, K. Ulbrich, M. Wiebel, W. Wiebicke

Summary: Mechanical Ventilation (Nasal Mask or Intubation):
Results of a Multicenter Retrospective Analysis in 12 German Hospitals

At the present time, there has only been little experience with nasal intermittent positive pressure ventilation or with invasive mechanical ventilation in cystic fibrosis. We report the results of a multicenter retrospective study in 12 German hospitals. Some 33 patients with cystic fibrosis, 1 week to 33 years of age, had 37 episodes of artificial ventilation (16 intubation, 21 nasal mask ventilation). Of them, 51% died during the artificial ventilation (48% of the patients with nasal mask ventilation, 56% of the patients with intubation), and 44% of the patients with invasive mechanical ventilation (intubation) could be weaned. Of the patients with nasal mask ventilation 52% survived because of weaning (19%) or lung transplantation (33%). Univariate and multivariate statistical analyses, including logistic regressions, have not shown any predictive prognostic parameters of the artificial ventilation. In our opinion, intermittent nasal mask ventilation is a new and effective noninvasive method for patients with chronic respiratory failure and also in some patients with acute respiratory failure and is a potential bridge to lung transplantation. Invasive ventilation (intubation) is the method of choice in patients with acute respiratory failure if the nasal mask ventilation has not produced the expected effect. The ethical considerations about the artificial ventilation and the lung transplantation are *not* strongly connected, because there are some benefits of the artificial ventilation itself.

Einleitung

Die Frage, ob man einen Patienten mit Mukoviszidose im Falle einer akuten oder chronischen respiratorischen Insuffizienz beatmen sollte, ist immer wieder extrem schwierig und nie völlig „richtig" zu beantworten. Trotzdem sind konkrete Entscheidungen erforderlich. Die klinischen Erfahrungen einzelner Ärzte oder einzelner Kliniken bleiben unzureichend, da jede Klinik in der Regel nur über wenige vergleichbare eigene Erfahrungen bei Patienten mit Mukoviszidose verfügt, so daß daraus keine Verallgemeinerungen abgeleitet werden können. Die Entscheidung kann deshalb innerhalb einer klinikinternen Ärztegruppe nicht ausreichend kompetent getroffen werden, d. h. eine „Delegierung der Verantwortung auf eine *Gruppe* von Entscheidungsträgern" ist nicht möglich und ethisch generell zweifelhaft. Ethik und Moral sind in letzter Instanz immer an das Individuum gebunden und nicht delegierbar. Innerhalb des Konfliktes zwischen zwingend zu berücksichtigenden ethischen Überlegungen gegenüber dem einzelnen Patienten und seinen Angehörigen einerseits sowie hinsichtlich des therapeutischen Selbstverständnisses des Intensivmediziners andererseits sollte niemals die sachliche Basis aus dem Auge verloren werden, daß der Stellenwert der Beatmung primär aus *medizinischer* und nicht aus psychologischer bzw. ethischer Perspektive zu evaluieren ist [45].

Dieser medizinische Aspekt der Beatmung bei Patienten mit Mukoviszidose soll in dem vorliegenden Beitrag näher untersucht werden. Dabei sind mindestens vier Gesichtspunkte zu berücksichtigen:

1. Die **Lebenserwartung** von Patienten mit Mukoviszidose ist in den letzten Jahrzehnten ständig gestiegen, so daß das Argument der verminderten Lebenserwartung nicht von Vornherein als Kriterium für den Therapieabbbruch oder für den Verzicht auf eine Beatmung herangezogen werden kann. Außerdem läßt sich aus dem Alter zum Zeitpunkt des Auftretens der respiratorischen Insuffizienz *nicht* ableiten, ob nach der Intubation eine Respiratorentwöhnung möglich sein wird oder nicht [9].

2. Die Möglichkeit der **Lungentransplantation** darf aus der Entscheidung für oder gegen eine Beatmung nicht ausgeklammert werden, egal ob man der Transplantation aufgeschlossen oder eher zurückhaltend gegenübersteht. Weiterhin sollte berücksichtigt werden, daß die Intubation *kein* Ausschlußkriterium für eine Lungentransplantation darstellt [13, 18, 24, 26]. Schließlich sollte neben den Problemen im Zusammenhang mit der Lungentranspansplantation nicht unberücksichtigt bleiben, daß sich die Lebensqualität nach erfolgreicher Transplantation verbessern kann [5].

3. Aus den wenigen bisher publizierten Berichten über eine **invasive Beatmung** bei Mukoviszidose [9; 11; 14; 23; 39; 40; 43] lassen sich auch bei detaillierter Metaanalyse keine gesicherten Empfehlungen ableiten.

Selbst über das Tracheostoma ist bei aller berechtigten Zurückhaltung kein generelles „Verbot" zu verhängen, da z. B. PIPER und Mitarb. 1992 über eine 24jährige Patientin mit Mukoviszidose berichteten, die schwanger wurde und auf Grund zunehmender Ateminsuffizienz in der 30. Schwangerschaftswoche mittels Sectio caes. entbunden wurde. Nach anfänglicher Maskenbeatmung wurde sie intubiert und einen Monat später auch tracheotomiert. 3 Wochen später konnte das Tracheostoma entfernt werden. Unter anschließender nasaler Maskenbeatmung nahmen die Atemmuskelkraft sowie die FVC zu, so daß die Patientin zur Transplantation vorgemerkt wurde und sich um ihr gesundes Kind kümmern konnte [36].

4. Durch die Weiterentwicklung der Beatmungstechniken steht seit einigen Jahren neben der invasiven Beatmung über einen Tubus oder ein Tracheostoma auch die Möglichkeit der **nichtinvasiven Beatmung** zur Verfügung, die über nasale oder oronasale Masken druck- oder volumenkontrolliert durchgeführt werden kann und auch bei Patienten mit Mukoviszidose erfolgreich eingesetzt wurde [2; 4; 6; 12; 17; 25; 28; 33; 35; 36; 46].

Auf Grund dieses begrenzten Kenntnisstandes, strebten wir eine Bündelung der Erfahrungen möglichst vieler Kliniken im Sinne einer *retrospektiven multizentrischen Analyse* an. Bisher wurden erst zwei ähnliche Untersuchungen publizert:

- DAVIS et al. berichteten 1978 über 51 (invasive) Beatmungssituationen bei 46 Patienten aus 9 amerikanischen Zentren [9]. 69% der Beatmungssituationen endeten während der Beatmung innerhalb von 1–365 Tagen letal. Nur 20% der zeitweilig beatmeten Patienten konnten aus der Klinik entlassen werden. 6 Patienten verstarben 1–42 Tage nach dem Krankenhausaufenthalt und nur 16% (= 8 Patienten) lebten 6 Wochen nach der Klinikentlassung noch [9].
- Die Arbeitsgruppe um HODSON weist Erfahrungen mit der nichtinvasiven nasalen Maskenbeatmung bei 65 Patienten mit Mukoviszidose auf [25]. Die Dauer der nasalen Maskenbeatmung betrug 1–600 Tage (Mittel 39 Tage). 15 von 49 vorgemerkten Patienten konnten inzwischen transplantiert werden. 9 Patienten leben 40 Monate nach der Transplantation (mean survival). Die nasale Maskenbeatmung wurde von den Patienten gut toleriert, führte zu einer besseren Oxygenierung, beeinflußte die Hyperkapnie aber nicht signifikant [25].

Methodik

Patienten

Gemeinsam mit dem Tagungsprogramm „Nichtinvasive nasale Maskenbeatmung bei Mukoviszidose – Brücke zur Lungentransplantation?" (Dresden 14.–15.11.1996) wurde ein Aufruf zur Beteiligung an einer retrospektiven multizentrischen Analyse von Beatmungsfällen bei Mukoviszidose in Form eines anonymisierten Fragebogens an alle 79 Mukoviszidosezentren und -ambulanzen in Deutschland (entsprechend des Verzeichnisses der Deutschen Gesellschaft zur Bekämpfung der Mukoviszidose e. V.), nach Graz und Wien sowie an alle Medizinischen bzw. Anästhesiologischen Kliniken in Deutschland, die sich bisher auf dem Gebiet der nasalen Maskenbeatmung innerhalb der Arbeitsgruppe Heimbeatmung und Respiratorentwöhnung engagiert haben, geschickt. *Insgesamt liegen Rückäußerungen aus 12 Kliniken über 37 Beatmungssituationen bei 33 Patienten vor* (Tabelle 2.6). Aus 3 weiteren Kliniken wurde mitgeteilt, daß dort keine entsprechenden Erfahrungen vorliegen (Prof.Götz/Wien; Prof.Zach/Graz; Fr. Dr. Ehringhaus/Ludwigshafen). Mehrere Kliniken, in denen Patienten mit Mukoviszidose beatmet wurden, beteiligten sich nicht (z. B. München, Essen, Hannover), so daß die in Deutschland vorliegenden Erfahrungen größer sind, als hier erfaßt werden konnte.

Tabelle 2.6. Teilnehmer an der Studie zur Erfassung von Beatmungsfällen bei Mukoviszidose

Zentrum (Kliniktyp)	Verantwortlicher Arzt	Anzahl Patienten	Anzahl Episoden
Berlin–Heckeshorn (KK)	K. Paul	6 (7)[b]	8
Bremen (KK)	W. Wiebicke	1	1
Bochum (KK)	Th. Nüßlein	1	1
Düsseldorf (KK)	A. Schuster	2	2
Dresden (KK)	E. Paditz	5[b]	5
Gauting (MK)	O. Karg	4	4
Gießen (KK)	H. Lindemann	3	3
Halle/Saale (KK)	W. Brömme	2	2
Hamburg–Altona (KK)	W. Sextro	3	4
Heidelberg (MK)	M. Wiebel	2	2
Köln–Lindenthal (KK)	E. Rietschel	1	1
Wangen/Allgäu (MK)	Riedel	3	4
Summe: 12 Kliniken (9 Kinder–, 3 Med. Kl.)		**33**	**37**

KK Kinderklinik, *MK* Medizinische Klinik

[b] Eine Patientin wurde sowohl in Dresden als auch in Berlin via Maske beatmet, so daß sie in der Summe der beatmeten Patienten nur einmal gezählt wurde.

Parameter

Mittels Fragebogen* wurden *14 Parameter* erfaßt: Alter, Geschlecht, Indikation zur Beatmung (akute respiratorische Insuffizienz, bridging zur Lungentransplantation, chronische respiratorische Insuffizienz bei Patienten, die bisher noch nicht zur Lungentransplantation vorgemerkt wurden), Beatmungsmodus (nasale Maske, Intubation, externer Unterdruck), Gerätetyp, Beatmungsdauer (Wochen), Beatmungsdauer pro 24 h (h/24 h), Anfeuchter und O_2-Supplementation erforderlich (ja/nein), pCO_2 vor Beginn der Beatmung, minimaler pCO_2 während dder Beatmung, Akzeptanz der Beatmung (verbale Beschreibung), Verlauf (Transplantation, verstorben, Entwöhnung von der Beatmung), Probleme und Bemerkungen (verbal).

Ergebnisse (Tabelle 2.7)

Die einzelnen Kliniken berichteten über jeweils 1–7 Patienten bzw. 1–8 Beatmungsepisoden. 4 Patienten wurden zu unterschiedlichen Zeitpunkten insgesamt zweimal beatmet, alle anderen Patienten wurden einmal beatmet (Tabelle 2.6). *In 21 Fällen wurde eine nasale Maskenbeatmung (davon 16mal volumenkontrollierte IPPV-Beatmung, 5mal BIPAP) sowie in 16 Fällen eine Intubation durchgeführt. 4 Patienten waren zeitweilig mit einem Tracheostoma versorgt (2 Patienten im Alter von 5 bzw. 20 Jahren erhielten das Tracheostoma am 3. bzw.*

---

* Der Fragebogen wurde von E. PADITZ, Dresden, und K. PAUL, Berlin, zusammengestellt.

Tabelle 2.7.   Ergebnisse der retrospektiven Analyse von 37 Beatmungsfällen bei Mukoviszidose aus 12 Kliniken

Parameter	alle Episoden (n = 37)	nasale Maskenbeatmung (n = 21)	Intubation (n = 16)
Alter (Jahre)			
Mittel ± SD	18,9 ± 9,8	18,9 ± 9,8	18,9 ± 9,8
Median	23,0	24,6	11,5
range	0,02–33,0	12,0–33,0	0,02–28,0
O_2-Supplementation	97% (36/37)	95% (20/21)	100% (16/16)
Anfeuchter	73% (27/37)	52% (11/21)	100% (16/16)
Indikation			
bridging	40% (15/37)	71% (15/21)	0
akute resp. Insuff.	60% (22/37)	29% (6/21)	100% (16/16)
Beatmungsdauer (Wo.)			
Mittel ± SD	11,3 ± 19,9	18,3 ± 24,2	2,04 ± 2,4
Median	1,3	24,6	11,5
range	0,14–72	0,14–72,0	0,14–9,4
pCO_2 vor Beatmungsbeginn [mmHg]			
Mittel ± SD	88,3 ± 23,8	82,1 ± 16,6	97,6 ± 30,0
Median	80,0	80,0	110,0
range	43,0–135,0	61,3–130,0	43,0–135,0
minimaler pCO_2 während der Beatmung [mmHg]			
Mittel ± SD	62,5 ± 21,3	65,1 ± 16,6	58,6 ± 27,1
Median	60,0	60,0	54,5
range	30,0–120,0	47,0–120,0	30,0–120,0
Verlauf			
Lungentranspl.	19% (7/37)	33% (7/21)	0
Entwöhnung	30% (11/37)	19% (4/21)	44% (7/16)
verstorben	51% (19/37)	48% (10/21)	56% (9/16)

10. Tag nach Beginn der Beatmung via Tubus. 2 weitere Patienten im Alter von 33 bzw. 20 Jahren wurden auswärtig 6 Wochen bzw. 3 Monate via Tracheostoma beatmet und konnten danach auf intermittierende nasale Maskenbeatmung umgestellt werden).

Indikation.   Die Indikation zur *Intubation* wurde ausschließlich auf Grund einer *akuten respiratorischen Insuffizienz* gestellt. Die *nasale Maskenbeatmung* kam in *29% (6/21) der Fälle akut* sowie in *71% (15/21) als bridging zur Transplantation* bei chronischer respiratorischer Insuffizienz zur Anwendung.

Hyperkapnie.   Die Hyperkapnie konnte sowohl durch die Maskenbeatmung als auch durch die Beatmung via Tubus beeinflußt werden (p = 0,0002 bzw. p = 0,017; Daten siehe Tabelle 2.7; Boxplots siehe Abb. 2.4). Obwohl sich die Spannweiten der pCO_2-Ausgangswerte zwischen Masken- und Tubusbeatmung deutlich unterschieden (Abb. 2.4), bestand zwischen den Ausgangswerten kein signifi-

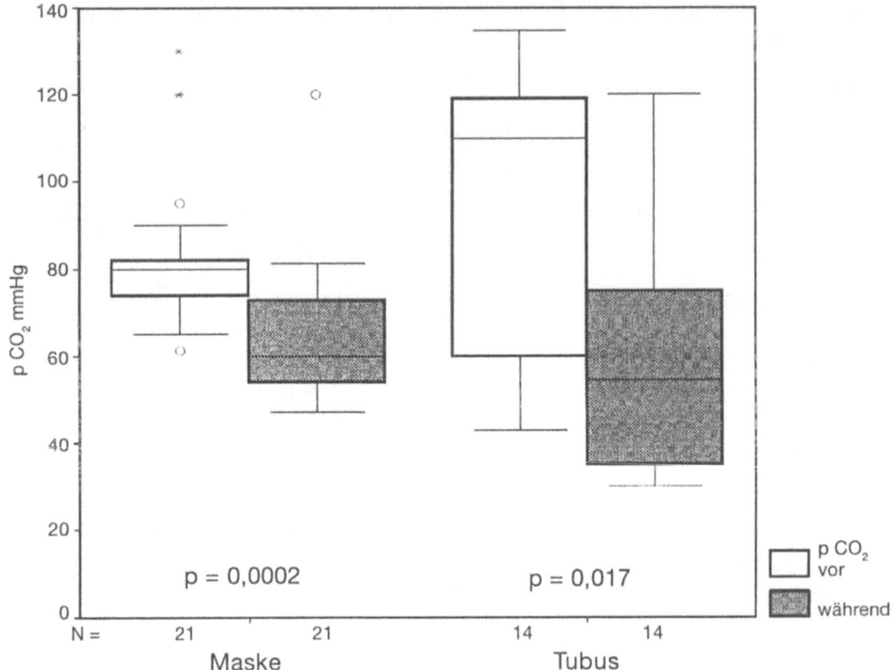

Abb. 2.4.   Einfluß der nasalen Maskenbeatmung sowie der invasiven Beatmung via Tubus auf den kapillären pCO_2 bei Patienten mit Mukoviszidose (p<0,0001 bei Betrachtung aller Beatmungsepisoden, d.h. ohne Beachtung des Beatmungsmodus. Vergleich der pCO_2-Werte vor Beatmungsbeginn mit den minimalen pCO_2-Werten, die während der Beatmung registriert wurden mittels U-Test nach Mann und Whitney/zweiseitige Fragestellung. Von 2 Patienten lagen keine vollständigen Datensätze vor, so daß in der Abbildung nur 35/37 Patienten einbezogen werden konnten.)

kanter Unterschied (p=0,12). Auch die minimalen pCO_2-Werte, die während der Beatmung via Maske bzw. Tubus registriert wurden, unterschieden sich nicht signifikant (p=0,25).

Verlauf.   Die Beatmungen endeten insgesamt in 51% (19/37) der Fälle letal, 19% (7/37) aller Patienten konnten rechtzeitig transplantiert werden, 30% (11/37) der Patienten konnten vom Respirator entwöhnt werden. Von den Patienten, die über eine nasale Maske beatmet wurden, konnten 33%(7/21) transplantiert sowie 19%(4/21) entwöhnt werden, während 48%(10/21) verstarben. 56%(9/16) aller intubierten Patienten verstarben, 44%(7/16) erreichten wieder eine ausreichende Spontanatmung (Tabelle 2.7; Abb. 2.5).

Prognose.   Die Prognose der Beatmung ließ sich aus den Parametern pCO_2 vor der Beatmung, Lebensalter, Beatmungsmodus (Maske oder Intubation), Indikation (akute oder chronische respiratorische Insuffizienz bzw. bridging) sowie

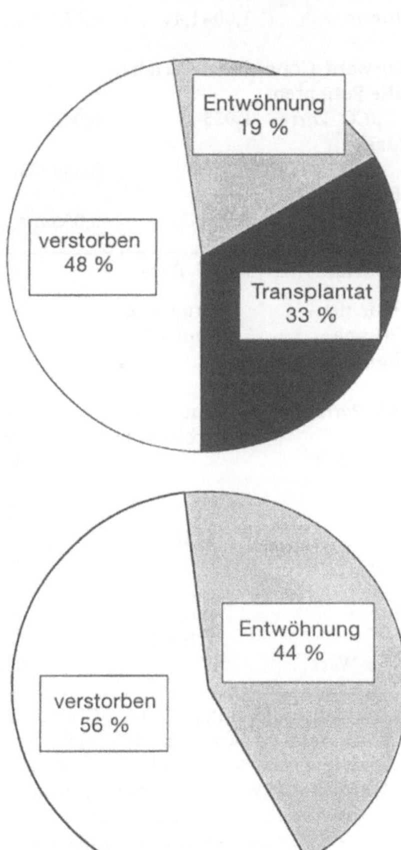

n = 37 Intub. oder Maske:
Entwöhnung 11/37, Transplantation 7/37
verstorben 19/37

n = 21 Maskenbeatmungen:
Entwöhnung 4/21, Transplantation 7/21
verstorben 10/21

n = 16 Intubation:
Entwöhnung 7/16, verstorben 6/16

Abb. 2.5. Ergebnisse der Beatmung bei Patienten mit Mukoviszidose insgesamt sowie in Abhängigkeit vom Beatmungsmodus (Intubation bzw. nasale Maskenbeatmung)

Tabelle 2.8. Zusammenhang zwischen der Prognose („gut" = Respiratorentwöhnung oder Transplantation; „schlecht" = letaler Ausgang der Beatmung) und den 5 Parametern Alter, pCO_2 vor Beatmungsbeginn, Dauer der Beatmung (Wochen), Beatmungsmodus (Tubus oder Maske) sowie Indikation (akute oder chronische respiratorische Insuffizienz)[a]

Multivariate Analysen: Logistische Regressionen

Parameter Testverfahren Patientengruppe	Rel. Risiko (Odds Ratio)	Signifikanz[b] p	Trefferquote (gesamt) (%)	Sensitivität (richtige Vorhersage der guten Prognose) (%)	Spezifität (richtige Vorhersage der schlechten Prognose) (%)
Enter-Verfahren[c]					
alle Patienten	0,40–1,05	0,052–0,91	65,7	56,2	73,7
Maske	0,63–2,14	0,078–0,64	81,0	77,8	83,3
Tubus	1,00–1,44	0,082–0,775	78,6	71,4	85,7
Forward-Conditional-Verfahren[d]					
alle Patienten					
pCO₂ vor:	1,035	0,045	65,7	75,0	57,8
Maske					
PCO₂ vor:	1,18	0,059 n.s.	66,7	55,6	75,0
Tubus					
Alter:	1,14	0,066 n.s.	78,6	85,7	71,4

Bivariate Analysen: U-Teste[a]

Patienten-Gruppe Signifikanz	Prognose (gut/schlecht)	pCO_2 vor [mmHg]	Alter (Jahre)	Dauer der Beatmung (Wochen)
alle Patienten	gut	79,2±22,8	18,1±11,5	13,6±22,2
	schlecht	96,0±22,2	19,6± 8,5	9,6±18,3
p–Wert		**0,025**	0,95 n. s.	0,52 n. s.
Maske	gut	73,1± 7,5	26,6± 2,9	22,9±26,4
	schlecht	88,8±18,5	23,2± 5,3	14,9±23,1
p–Wert		**0,014**	0,19 n. s.	0,41 n. s.
Tubus	gut	87,0±33,2	7,2± 8,5	1,6± 1,7
	schlecht	108,1±24,2	14,8± 9,9	2,4± 2,9
p–Wert		0,25 n. s.	0,17 n. s.	0,63 n. s.

n.s. nicht signifikant, *pCO₂ vor* pCO_2 vor Beatmungsbeginn [mmHg]
[a] Multivariate Analysen mittels logistischer Regressionen im Enter- und Forward–Verfahren. Bivariate Analysen mittels U–Test nach Mann und Whitney.
[b] Wald–Statistik innerhalb der logistischen Regressionen
[c] Enter-Verfahren = Einschluß aller 5 Parameter in die logist. Regression. Auf die Angabe der p–Werte für die einzelnen Parameter wurde hier verzichtet, da im Enter-Verfahren keine signifikanten Zusammenhänge bzw. keine signifikant erhöhten relativen Risiken für die Vorhersage einer schlechten oder guten Prognose der Beatmung gefunden werden konnten.
[d] Forward-Conditional-Verfahren = Aufbauverfahren in der logist. Regression; d. h. nur Einbeziehung der Parameter, die innerhalb der gefundenen Modelle signifikant zur prognostischen Zuordnung beitragen.

Beatmungsdauer (Wochen) mittels logistischer Regressionen im Enter- sowie im Forward-Verfahren *nicht* ausreichend sicher voraussagen (Tabelle 2.8). Lediglich der pCO_2-Wert vor Beginn der Beatmung sowie das Lebensalter zeigten tendentiell einen Zusammenhang mit einer schlechteren Prognose (p=0,045-0,066; Tabelle 2.8).

Bei bivariater Betrachtung mittels U-Test nach Mann und Whitney zeigte sich, daß signifikante Unterschiede zwischen Patienten mit guter (=Entwöhnung bzw. Transplantation) bzw. schlechter Prognose (=verstorben) nur hinsichtlich des pCO_2 vor Beatmungsbeginn bei Patienten, die mittels nasaler Maskenbeatmung behandelt wurden, bestanden (73,1±7,5 mmHg versus 88,8±18,5 mmHg; p=0,014) (Tabelle 2.8).

Komplikationen. Im zeitlichen Zusammenhang mit der Beatmung traten folgende Komplikationen auf:
- *Trommelfellperforation* bei einem 22jährigen Patienten, der 12–24 h/Tag mittels nasaler Maskenbeatmung mit dem Gerät EV 800 (Fa. Dräger) beatmet wurde und 28 Wochen nach Beatmungsbeginn starb.
- Bei drei weiteren via Tubus beatmeten Patienten im Alter von 7, 9 und 20 Jahren wurden
  - ein *Pneumothorax*,
  - eine *subglottische Stenose* nach zwei Beatmungsepisoden von jeweils 37 bzw. 23 Tagen bzw.
  - eine *Verschlechterung der Pneumonie mit neuen Infiltrationen* am 9. Beatmungstag beobachtet.

Der Pneumothorax trat erst 24 h nach der Extubation auf. Die schwere akute Ateminsuffizienz dieses 7jährigen Jungen hatte sich eine Woche vorher unter Beatmung nach einer ersten Bronchialspülung gebessert. Eine zweite Bronchialspülung hatte keine weitere Verbesserung ergeben. Es bleibt demnach offen, ob der Pneumothorax durch die vorangehende einwöchige Beatmung und/oder durch die Bronchoskopien verursacht worden ist oder Folge der Ateminsuffizienz und spontan perforierter Emphysemblasen war.

Die nasale Maskenbeatmung fand bei 8/21 Patienten eine schlechte **Akzeptanz**. Einer dieser Patienten konnte auf eine externe Unterdruckbeatmung umgestellt werden. Bei einem 24jährigen Patienten konnte der pCO_2 durch die nasale Maskenbeatmung von 74 auf 53 mmHg gesenkt werden; trotzdem lehnte der Patient die weitere Maskenbeatmung wie auch die Diagnose Mukoviszidose ab. Eine 28jährige Patientin akzeptierte die Maskenbeatmung infolge erheblicher Angstzustände nicht, obwohl sie sich in einem relativ gutem Allgemeinzustand befand. 3/21 Patienten akzeptierten die Maskenbeatmung entsprechend der Fragebögen „mäßig" (eine Patientin tolerierte die Maskenbeatmung auf Grund erheblicher Sekret- und Hustenprobleme nur stundenweise, wendete die Beatmung aber immer wieder an), während 10/21 Patienten diese Behandlungsmethode „gut" oder „sehr gut" akzeptierten.

Diskussion und Schlußfolgerungen

Aus den vorliegenden Daten lassen sich folgende Schlußfolgerungen ableiten:

1. Die Untersuchung deutet darauf hin, daß sich die **Ergebnisse der Beatmung von Patienten mit Mukoviszidose** durch die Fortschritte der Beatmungstechnik gegenüber den Ergebnissen aus dem Jahre 1978 [9] verbessert haben. Während 1978 noch 69% der intubierten Patienten unter der invasiven Beatmung verstarben [9], betraf dies in der vorliegenden Beobachtung 56% (Tabelle 2.7). 1978 lebten 6 Wochen bis zu 5 Jahren nach der Beatmung noch 10% [40] bzw. 16% [9] der Patienten, während heute 44% der intubierten Patienten von der Beatmung entwöhnt werden konnten (Tabelle 2.7).

2. **Die nasale Maskenbeatmung** darf aus medizinisch-pathophysiologischer Sicht analog zu der von Frau HODSON bereits 1991 eingeführten Formulierung[17] als „**Brücke zur Lungentransplantation**" betrachtet werden, da auch innerhalb der vorliegenden Patientengruppe 33%(7/21) der Patienten transplantiert werden konnten. Bemerkenswert ist, daß 4 weitere Patienten die nasale Maskenbeatmung nur zeitweilig benötigten. Daß 48%(10/21) unserer Patienten während der Maskenbeatmung verstarben, weist darauf hin, daß die Wartezeiten auf ein geeignetes Spenderorgan zu lang sind, so daß Hoffnungen auf diesen „Tag X" bei nahezu jedem zweiten Patienten trotz der durch die Maskenbeatmung verlängerten Wartezeit nicht erfüllt werden konnten. Sollte man in den Möglichkeiten der Maskenbeatmung und der Lungentransplantation trotzdem die Gefahr einer „Hoffnungsfalle" sehen? Die Lebensqualität erfolgreich transplantierter Patienten[47] scheint eher dagegen zu sprechen. Auf die Maskenbeatmung sollte nur verzichtet werden,

   - wenn sie von dem Patienten trotz geduldiger Versuche im Umgang mit der Maske und verschiedenen Beatmungsformen (siehe Punkt 8.) und ausführlicher Vorgespräche abgelehnt wird und/oder
   - wenn eine Lungentransplantation seitens des Patienten und seiner Angehörigen abgelehnt wird oder aus medizinischen Gründen kontraindiziert erscheint.

   Auch im Falle einer Ablehnung der Lungentransplantation sollte gemeinsam mit dem Patienten überlegt werden, ob die miteinander verbundenen Symptome Dyspnoe, Unruhe, Angst und respiratorische Azidose durch eine nasale Maskenbeatmung gemildert werden sollten.

   Zusätzlich ist zu beachten, daß eine kontrollierte Maskenbeatmung zu einer **Entlastung und verbesserten Erholung der Atemmuskulatur** beitragen kann, so daß analog zu Patienten mit Muskeldystrophie[7; 16; 38] oder thorakaler Skoliose[34] kräftigere Hustenstöße mit besserer Sekretelimination entwickelt werden können. Die Insuffizienz der Atemmuskulatur trägt bekanntlich auch bei Patienten mit Mukoviszidose wesentlich zu der Ateminsuffizienz im Wachzustand [8; 20; 27; 36] sowie verstärkt im Schlaf [3] bei. Die Maskenbeatmung kann auch bei Mukoviszidose zu einer meßbaren Verbesserung der Atemmuskelkraft beitragen[36].

   Schließlich sollte auch bei Patienten mit Mukoviszidose daran gedacht werden, daß Tagesmüdigkeit, morgendlicher Frontalkopfschmerz sowie depressives oder gereizt-aggressives Verhalten zum Teil durch die respiratorische

Insuffizienz, die sich im Schlaf verstärkt und eine **Störung der Schlaf-architektur** nach sich zieht, verursacht werden kann. In der Literatur finden sich eindrucksvolle Berichte, daß sich diese Symptome durch die nasale Maskenbeatmung innerhalb weniger Tage zurückbilden können [36; 37].

3. **Es gibt offenbar *keine* prognostischen Indikatoren, aus denen im Falle einer akuten oder chronischen respiratorischen Insuffizienz bei Patienten mit Mukoviszidose mit ausreichender Sicherheit abgeleitet werden kann, ob der Patient in absehbarer Zeit wieder von der Beatmung entwöhnt werden kann.**

Die Beobachtung, daß **das Ausmaß der Hyperkapnie vor Beginn der Beatmung** einen gewissen Zusammenhang mit der Prognose zeigte, berechtigt nicht zur Festlegung von Grenzen für die Beatmung bzw. von prognostischen Indizes, da die Daten aus einer multizentrischen retrospektiven Analyse ohne vorherige gemeinsame Festlegung von detaillierten Beatmungsindikationen gewonnen wurden. Demnach kann nicht ausgeschlossen werden, daß in den beteiligten Kliniken unterschiedliche Vorgehensweisen auf dem Weg zur Entscheidung zur Intubation oder Maskenbeatmung vorlagen. Die klinische Beobachtung, daß Patienten mit Mukoviszidose oft sehr hohe pCO_2-Werte tolerieren, entspricht der von Schönhofer ausführlich referierten pathophysiologischen Vorstellung, daß Hyperkapnie einen protektiven Mechanismus für die Atemmuskulatur darstellen kann [42].

Ebenso kann analog zu den Ergebnissen der erwähnten multizentrischen Studie von DAVIS et al. [9] aus dem **Alter der Patienten** nicht auf die Prognose der respiratorischen Insuffizienz geschlossen werden (Tabelle 2.8). Dies trifft für junge Säuglinge, Klein- und Schulkinder und auch für Jugendliche und junge Erwachsene mit Mukoviszidose zu, so daß man sich im Falle einer akuten respiratorischen Insuffizienz in der Regel zur Intubation entschließen sollte [9; 11; 14; 43].

Aus der **Dauer der Beatmung** können ebenfalls keine Rückschlüsse auf die Prognose gezogen werden. 7 Patienten konnten 16 Wochen bis zu 18 Monate nach Beginn der nasalen Maskenbeatmung (bzw. in einem Falle nach externer Unterdruckbeatmung) transplantiert werden (Tabelle 2.7). Weitere 7 Patienten (= 44% aller intubierten Patienten) konnten unabhängig von der Dauer der Beatmung wieder von der Beatmung entwöhnt werden. Bemerkenswert ist, daß einzelne Patienten in auswärtigen Kliniken über mehrere Wochen intubiert oder tracheotomiert waren und anschließend auf nasale Maskenbeatmung umgestellt wurden oder auch wieder suffizient spontan atmen konnten.

Der gewählte **Beatmungsmodus** (Maske, externer Unterdruck, Tubus, Tracheostoma) ließ folgerichtig ebenfalls keine prognostische Aussage zu. Bei drei von vier tracheotomierten Patienten der vorliegenden Patientengruppe konnte das Tracheostoma analog zu der in der Einleitung erwähnten Patientin[36] wieder verschlossen werden. Wir entschlossen uns z. B. bei einer 20jährigen Patientin zur Tracheotomie, nachdem diese Patientin zunächst noch Ihrer Arbeit in einem Büro nachgegangen war, aus relativem Wohlbefinden heraus innerhalb weniger Stunden akut ateminsuffizient wurde und sich bis zum 10. Beatmungstag via Tubus mehrfach spontan extubiert hatte.

4. **Bei akuter respiratorischer Insuffizienz** sollte zunächst versucht werden, die Situation mittels nasaler Maskenbeatmung zu beherrschen, falls Sauerstoffgaben, Sekretolyse, Absaugen und Bronchospasmolytika keine überzeugende Wirkung zeigen. Sollte dies nicht innerhalb kurzer Zeit gelingen, sollte mit der Intubation nicht gezögert werden.

5. **Bei chronisch-respiratorischer Insuffizienz** sollte nicht mit der schrittweisen Gewöhnung an die nasale Maskenbeatmung gezögert werden. Harte Kriterien für den Beginn der nasalen Maskenbeatmung lassen sich bisher allerdings nicht formulieren. Entscheidend *für* den Beginn der nasalen Maskenbeatmung dürften nicht das Ausmaß der Hyperkapnie, sondern
   - der Übergang in eine respiratorische Azidose,
   - das subjektive Gefühl des Patienten sowie der klinische Eindruck vom Schweregrad der Dyspnoe (z. B. Orthopnoe, Unruhe, Angstgefühl),
   - die Position des Patienten und seiner Angehörigen zur Maskenbeatmung sowie zur Vormerkung zur Lungentransplantation sowie
   - in Einzelfällen auch das Vorliegen schlafbezogener epilepsiebedingter zentraler Apnoen [9] sein.

6. Eine O_2-**Supplementation** ist *bei Patienten mit Mukoviszidose*, die eine Beatmung benötigen, fast immer erforderlich (Tabelle 2.7), so daß auch bei intermittierender Heimbeatmung über eine nasale Maske außer dem Heimbeatmungsgerät ein O_2-Konzentrator bereitgestellt werden muß.

7. Ein **Anfeuchter** ist dagegen bei nasaler Maskenbeatmung höchstens in ca. 50% der Fälle mit nasaler Maskenbeatmung erforderlich, da über die Nasenschleimhaut eine ausreichende Anfeuchtung der Luft gewährleistet wird. Ein Anfeuchter sollte deshalb bei nasaler Maskenbeatmung nicht routinemäßig, sondern erst bei Problemen mit trockenem Sekret bzw. mit scheinbar zu wenig befeuchteten nasophyaryngealen Schleimhäuten eingesetzt werden.

8. Die **nasale Maskenbeatmung** ist im **kontrollierten Modus** anzustreben, da damit eine wesentlich stärkere Entlastung der Atemmuskulatur als mit getriggerten Verfahren erreicht werden kann [19]. Neuerdings stehen neben den bisher als Goldstandard geltenden *volumenkontrollierten* Heimbeatmungsgeräten auch *druckkontrollierte* Geräte zur Verfügung. Am günstigsten sind Geräte, die beide Optionen in sich vereinen. (Derartige Heimbeatmungsgeräte sind in Entwicklung.) Anderenfalls sollte gemeinsam mit dem Patienten an verschiedenen Geräten geduldig ausprobiert werden, welcher Modus besser toleriert und als angenehmer empfunden wird. Bei der Auswahl des Heimbeatmungsgerätes sollte neben technischen und finanziellen Kriterien unbedingt auch die **Lautstärke** des Gerätes beachtet werden, da es ein erheblicher Unterschied ist, ob ein Patient anhaltend über mehrere Stunden mit 25-30 dB oder mit Schallpegeln bis zu 80–85 dB belastet wird [30]. Nasales CPAP und BIPAP sind in der Wirksamkeit nicht mit einer kontrollierten nasalen Maskenbeatmung vergleichbar. In der Regel sollte deshalb eine nasale Maskenbeatmung bevorzugt werden. Ein Teil der Patienten mit Mukoviszidose scheint von zeitweiligem nasalen CPAP zu profitieren [37; 41; 44; 48] und auch BIPAP kann eine chronische respiratorische Insuffizienz im Einzelfall beherrschen helfen [35; 47]. Patienten mit Mukoviszidose weisen in der Regel eine erhebliche Überblähung der Lunge auf. CPAP oder

BIPAP können über eine Zunahme der Überblähung zur Verstärkung diastolischer Funktionsstörungen des linken Ventrikels beitragen [1; 10; 15; 21; 22; 29; 31; 32].

9. Als **nasale Beatmungsmasken** stehen verschiedene Modelle zur Verfügung. Sollten dabei Druckstellen auftreten, ist die Herstellung einer **individuell angepaßten** Maske erforderlich.

10. **Komplikationen** treten bei Mukoviszidose im Zusammenhang mit der invasiven oder nichtinvasiven Beatmung offenbar nicht häufiger als bei anderen Patienten auf. Der bei einem unserer Patienten beobachtete **Pneumothorax** ist nicht sicher auf die Beatmung zu beziehen. DAVIS registrierte 1978 bei 18% der intubierten Patienten mit Mukoviszidose einen Pneumothorax oder ein Pneumomediastinum. Zwei Patienten wiesen bereits vor Beatmungsbeginn einen Pneumothorax auf. In einer früheren Untersuchung hatte DAVIS aber auch bei 20% ihrer Patienten nach dem 18. Lebensjahr einen Spontanpneumothorax beobachtet [9]. **Neue pneumonische Infiltrationen während der Beatmung** wurden 1978 bei 14% der intubierten Patienten mit Mukoviszidose gefunden [9]. **Abdominelle Probleme** (Blähung, gastrointesinale Blutung, Mekoniumileusäquivalent) wurden in der vorliegenden Serie nicht registriert, während DAVIS diese bei 14%(7/51) ihrer Patienten beobachtete. Erwähnenswert ist, daß 14%(7/51) der Patienten von DAVIS innerhalb von 24 Stunden nach einer **Bronchoskopie mit Spülung** intubiert und beatmet werden mußten. Dies deckt sich mit unserer Beobachtung, daß eine Bronchoskopie zunächst scheinbar eine Verbesserung der Belüftung ergibt, im Verlauf aber zu einer Zunahme der Ateminsuffizienz führen kann. Über eine **Trommelfellperforation** ist im Zusammenhang mit einer Maskenbeatmung bisher nicht berichtet worden. Auf Grund unserer Beobachtung sollte aber vor Beginn einer nasalen Maskenbeatmung im Falle einer allmählich einlaufenden chronischen Ateminsuffizienz eine HNO-ärztliche Untersuchung zum Ausschluß bedeutsamer Obstruktionen der oberen Atemwege vorgenommen werden. Außerdem sollte der Beatmungsdruck nicht höher als erforderlich gewählt werden.

11. Die Wirksamkeit der nasalen Maskenbeatmung bei Patienten mit Mukoviszidose sollte in multizentrischen prospektiven Studien weiter untersucht werden, insbesondere hinsichtlich der Merkmale Lebensqualität, Beeinflussung von Hyperkapnie und Hypoxämie, Nebenwirkungen und auch in der postoperativen Phase nach Lungentransplantation.

Zusammenfassung

Zusammenfassend läßt sich feststellen, daß Patienten mit Mukoviszidose bei *akuter respiratorischer Insuffizienz* durchaus intubiert werden sollten, da von uns in 44% der Fälle eine Entwöhnung beobachtet werden konnte und weil sich keine prognostischen Prädiktoren hinsichtlich des Beatmungsausganges feststellen ließen. In Einzelfällen ist in dieser Situation auch eine Maskenbeatmung effektiv. Bei *chronischer respiratorischer Insuffizienz* sollte mit den Patienten und deren Angehörigen rechtzeitig über alle Vor- und Nachteile nichtinvasiver Beatmungsverfahren (nasale Maske oder externer Unterdruck) gesprochen werden, so daß gemeinsam eine Entscheidung für oder gegen diese Behandlung getroffen werden kann. Die Vorteile überwiegen:

- Erholung der Atempumpe, dadurch kräftigere Hustenstöße mit verbesserter Sekretelimination.
- Verbesserung oder Normalisierung der Schlafarchitektur, Verbesserung der nächtlichen Oxygenierung und oft auch Verminderung der Hyperkapnie, wodurch Kopfschmerzen, Tagesmüdigkeit sowie zum Teil auch depressives oder gereizt-aggressives Verhalten einzelner Patienten eindrucksvoll vermindert oder beseitigt werden können.
- Verbesserte Chance, im Falle der Vormerkung zur Lungentransplantation, den Zeitpunkt der Transplantation zu erreichen. Die nasale Maskenbeatmung stellt damit ebenso wie die externe Unterduckbeatmung eine mögliche Brücke zur Lungentransplantation dar. Es wird deutlich, daß die Entscheidung für oder gegen die Transplantation *nicht* das entscheidene Kriterium für oder gegen eine Maskenbeatmung darstellt, da die Patienten auch unabhängig von der Transplantationsvormerkung von der nichtinvasiven Beatmung profitieren können. Die Entscheidungen über die Transplantationsvormerkung bzw. über den Beginn einer nichtinvasiven Beatmung sind demzufolge *nicht* aneinander gekoppelt.

Literatur

1. Appleton CP, Hatle LK, Popp RL (1988) Relation of transmitral flow velocity patterns of left ventricular diastolic function: New insights from a combined hemodynamic and echocardiographic study. J Am Coll Cardiol 12:426–440
2. Baculard A, Bedicam JM, Sardet A, Fauroux B, Tournier G (1993) Ventilation mecanique par masque nasal en pression positive intermittente chez l'enfant atteint de mucoviscidose. Arch Fr Pediatr 50:469–474
3. Ballard RD, Sutarik JM, Clover CW, Suh BY (1996) Effects of non-REM sleep on ventilation and respiratory mechanics in adults with cystic fibrosis. Am J Respir Crit Care Med 153:266–271
4. Bellon G, Mounier M, Guidicelli J, Gerard M, Alkurdi M (1992) Nasal intermittent positive pressure ventilation in cystic fibrosis. Eur Respir Rev 2:357–359
5. Busschbach JJV, Horikx PE, Bosch JMMv, Brutel de la Riviere A, Charro FT (1994) Measuring the quality of life before and after bilateral lung transplantation in patients with cystic fibrosis. Chest 105:911–917
6. Caronia C, Silver P, Nimkoff L, Gorvoy J, Sagy M (1996) The use of Bi-level positive airway pressure (BIPAP) in end stage cystic fibrosis patients awaiting lung transplantation. Israel J Med Sci 32:S244
7. Carrey Z, Gottfried SB, Levy RD (1990) Ventilatory muscle support in respiratory failure with nasal positive pressure ventilation. Chest 97:150–158
8. Cerny F, Armitage L, Hirsch JA, Bishop B (1992) Respiratory and abdominal muscle responses to expiratory threshold loading in cystic fibrosis. J Appl Physiol 72:842–850
9. Davis PB, diSant' Agenese PA (1978) Assisted ventilation for patients with cystic fibrosis. JAMA 139:1851–1854
10. Ditchey RV, Costello D, Shabetal R (1983) Effects of airway pressure and lung volume on left ventricular transmural pressure volume relationship in humans. Am Heart J 106:46–51
11. Eisen I, Paret G, Vardi A, Augarten A, Szeinberg A, Yahav Y, Barzilay Z (1996) Mechanical ventilation in cystic fibrosis. Israel J Med Sci 32:S244
12. Elliott MW, Steven MH, Phillips GD, Branthwaite MA (1990) Non-invasive mechanical ventilation for acute respiratory failure. Br Med J 300:358–360

13. Flume P, Egan T, Westerman JH (1994) Lung transplantation for mechanically ventilated patients. J Heart Lung Transplant 13:15–21
14. Garland JS, Chan YM, Kelly KJ, Rice TB (1989) Outcome of infants with cystic fibrosis requiring mechanical ventilation for respiratory failure. Chest 96:136–138
15. Gilbert JC, Glantz SA (1989) Determinants of left ventricular filling and of the diastolic pressure-volume relation. Circ Res 64:827–852
16. Goldstein RS, DeRosie JA, Avendano MA, Dolmage TE (1991) Influence of noninvasive positive pressure ventilation on inspiratory muscles. Chest 99:408–415
17. Hodson ME, Madden BP, Steven MH, Tsang VT, Yacoub MH (1991) Non-invasive mechanical ventilation for cystic fibrosis patients – apotential bridge to transplantation. Eur Respir J 4:524–527
18. Kotloff RM, Zuckerman JB (1996) Lung transplantation for cystic fibrosis. Special considerationes. Chest 109:787–798
19. Laier-Groeneveld G, Criee C-P (1991) Zukunftsaspekte der nichtinvasiven intermittierenden Selbstbeatmung. Atemw -Lungenkrkh 17:102–110
20. Lands LC, Heigenhauser GJ, Jones NL (1993) Respiratory and peripheral muscle function in cystic fibrosis. Am Rev Respir Dis 147:865–869
21. Li X, Hofelich B, Schmaltz AA (1994) Rechtsventrikuläre diastolische Funktionsänderung bei Kindern und Jugendlichen mit Mukoviszidose – eine doppler-echokardiographische Studie. Pneumologie 48:750–753
22. Litwin SE, Douglas PS (1994) Determinants of left ventricular diastolic filling: insights from echo-Doppler. In: Lorell BH, Grossman W (eds) Diastolic relexation of the heart. 2nd edn. Kluwer Academic Publishers, Boston,Dordrecht,London: 323–340
23. Lloyd-Still JD, Kon-Taik D, Shwachman H (1974) Severe respiratory disease in infants with cystic fibrosis. Pediatrics 53:678–682
24. Madden BP, Hodson ME (1996) Lung transplantation. In: Bauernfeind A, Marks MI, Strandvik B (eds) Cystic fibrosis pulmonary infections: Lessons from around the world. Birkhäuser Verlag, Basel/Switzerland: 85–97
25. Madden BP, Siddiqi AJ, Moran F, Machin A, Hodson ME (1996) The role of nasal intermittent positive pressure ventilation (NIPPV) in cystic fibrosis patients. Israel J Med Sci 32:
26. Massard G, Shennib H, Metras D (1993) Double-lung transplantation in mechanically ventilated patients with cystic fibrosis. Ann Thorac Surg 55:1087–1092
27. Mier A, Redington A, Brophy C, Hodson M, Green M (1990) Respiratory muscle function in cystic fibrosis. Thorax 45:750–752
28. Paditz E (1994) Nächtliche nasale Maskenbeatmung im Kindesalter. Pneumologie 48:744–749
29. Paditz E (1996) Nichtinvasive echokardiografische Diagnostik und Therapiekontrolle der pulmonalen Hypertension und linksventrikulärer Funktionsstörungen bei Kindern mit chronischen Lungenerkrankungen oder Obstruktion der oberen Atemwege. Habil.-Schrift, Med.Fak.TU Dresden
30. Paditz E, Dietze P, Naumann H-J (1994) Lautstärke von Heimbeatmungsgeräten. Monatsschr Kinderheilkd 142/8, Suppl.1:S120
31. Paditz E, Leupold W, Paul K-D, Ulbrich K, Wunderlich P (1994) Diastolische Funktionsstörungen des linken Ventrikels bei CF -stärkerer prognostischer Marker als Lungenfunktion und Labordaten. Monatsschr Kinderheilkd 142/8, Suppl.1:S89
32. Paditz E, Leupold W, Paul K-D, Ulbrich K, Wunderlich P (1994) Myokardfunktion bei Mukoviszidose (CF): Dilatative Kardiomyopathie (DCMP), diastolische Funktionsstörungen. Z Kardiol 83/9:684
33. Paditz E, Reitemeier G, Leupold W, Paul K-D, Heinicke D, Reuner U, Dinger J, Schwarze R (1996) Nichtinvasive nächtliche nasale Maskenbeatmung (NIPPV) im Kindes-und Jugendalter – Dresdener Erfahrungen mit elf Patienten. Med Klinik 91:31–33
34. Paditz E, Reitemeier G, Schläfke ME, Schäfer T, Paul K-D, Dobrev H, Leupold W, Rupprecht E, Wunderlich P (1995) Nocturnal ventilation by nasal mask in an 8-year-old girl with thoracic scoliosis, hypercapnic respiratory failure and cor pulmonale. Pediatr Pulmonol 19:60–65
35. Padman R, Lawless S, Nessen Sv (1994) Use of BiPAP by nasal mask in the treatment of respiratory insufficiency in pediatric patients: preliminary investigation. Pediatr Pulmonol 17:119–123
36. Piper AJ, Parker S, Torzillo PJ, Sullivan CE, Bye PT (1992) Nocturnal nasal IPPV stabilizes patients with cystic fibrosis and hypercapnic respiratory failure. Chest 102:846–850

37. Regnis JA, Piper AJ, Henke KG, Parker S, Bye PTP, Sullivan CE (1994) Benefits of nocturnal nasal CPAP in patients with cystic fibrosis. Chest 106:1717–1724
38. Robert D, Willig TN, Paulus J (1993) Long-term nasal ventilation in neuromuscular disorders: report of a Consensus Conference. Eur Respir J 6:599–606
39. Robinson RJS, Shennib H, Noirclerc M (1994) Slow-rate, high-pressure ventilation: a method of management of difficult transplant recipients during sequential double lung transplantation for cystic fibrosis. J Heart Lung Transplant 13:779–784
40. Rucker R, Harrison G (1978) All the deaths of CF at Baylor College of Medicine, Houston, from 1964 to 1974 (unveröffentlichte Daten). Zit.in: Davis,P. B. et al.(1978) Assisted ventilation for patients with cystic fibrosis. JAMA 239: 1851–1854
41. Schans CPv, Mark TWv, Vries Gd, Piers DA, Beekhuis H, Dankert-Roelse JE, Postma DS, Koeter GH (1991) Effect of positive expiratory pressure breathing in patients with cystic fibrosis. Thorax 46:252–256
42. Beitrag Schönhofer: „Symptom oder protektive Strategie?" in diesem Band
43. Sharples MP, Colditz PB, Wilkinson AR (1989) Lethal respiratory failure in preterm infants due to cystic fibrosis. Acta Paediatr.Scand. 78:641–643
44. Steen HJ, Redmond AOB, O'Neill D, Beattie F (1991) Evaluation of the PEP mask in cystic fibrosis. Acta Paediatr.Scand. 80:51–56
45. Beitrag Ullrich und Bartig: „Warten auf den „Tag X": Alte und neue Dilemmata für den terminal lungenkranken Patienten mit Mukoviszidose (CF)" in diesem Band
46. Wiebel M, Schulz V (1994) Ergebnisse der nicht-invasiven Beatmung bei Mukoviszidose anhand zweier Fallbeispiele. Med Klin 89, Sondernr.1:77–79
47. Beitrag Wiebicke: „14 Monate nasale Maskenbeatmung und erfolgreiche Lungentransplantation bei Mukoviszidose" in diesem Band
48. Zach MS, Oberwaldner B (1992) Effect of positive expiratory pressure breathing in patients with cystic fibrosis. Thorax 47:66

2.5 Nichtinvasive Beatmung mit Negativdruck bei Mukoviszidose

J. Fichter

Summary: Negative Pressure Ventilation in Cystic Fibrosis

Negative pressure ventilation (NPV) is ventilation by applying subatmospheric pressure on the thorax during inspiration. The use of NPV in acute and chronic respiratory failure is described. Due to the well-documented efficacy of noninvasive positive pressure ventilation and the potential to induce obstructive apnea episodes, the first choice for noninvasive ventilation is positive pressure ventilation. However, NPV represents a treatment option in acute or chronic respiratory failure in cystic fibrosis.

Einleitung

Negativdruckbeatmung (NPV) ist eine Ventilation bei der der Thorax einem subatmosphärischen Druck (üblicherweise, aber eigentlich falsch wird das Wort negativer Druck gebraucht) während der Inspiration ausgesetzt wird.

Die Ventilation in der eisernen Lunge ist älter als die Positivdruckbeatmung und wurde bereits im 19. Jahrhundert eingesetzt. Höhepunkt des Einsatzes von NPV waren die Polioepedemien in den vierziger und fünfziger Jahren. Die Negativdruckbeatmung basiert immer auf dem Prinzip der eisernen Lunge, bei der der gesamte Körper ab dem Hals einem subatmosphärischen Druck ausgesetzt ist. Im Vergleich zur eisernen Lunge stehen weniger invasive Systeme zur Verfügung, bei denen der Druck über einen Brustschild (Cuirass, NEV, Fa. Lifecare) (Abb 2.6) oder über einen Druckanzug (Poncho Wrap, Emerson oder Pulmo Wrap, Fa. Lifecare) appliziert wird, in den eine starre gitterartige Vorrichtung eingenäht wird und darüber dann der subatmosphärische Druck ventral über Thorax und Abdomen gegeben wird.

Beatmungsmodi bei NPV

Bei der NPV werden *3 Beatmungsarten* angewandt:
- Meist wird zyklisch während der Inspiration subatmosphärischer Druck eingesetzt, die Exspiration erfolgt passiv.

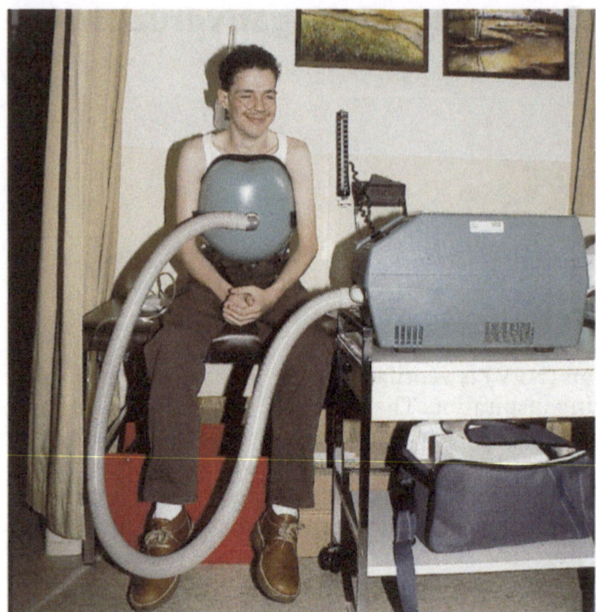

Abb. 2.6. Patient mit Mukoviszidose unter Negativdruckbeatmung (NPV)

- Es kann aber auch während der Exspiration Positivduck gegeben weden, so daß ein zyklischer Verlauf von negativem und positivem Druck besteht.
- Als dritte Möglichkeit kann ein zyklischer subatmosphärischer Druck während Exspiration und Inspiration erzeugt werden. Der subatmosphärische Druck exspiratorisch beeinflußt dann die Atemmittellage und entspricht daher einem PEEP bei Positivduckbeatmung mit allerdings anderen kardiopulmonalen Konsequenzen als bei konventioneller Positivdruckbeatmung.

Die *kardiopulmonalen Konsequenzen bei NPV* bestehen darin, daß es durch den gesteigerten subatmosphärischen Druck zu einem zunehmenden venösen Rückstrom kommt und damit zu einem erhöhten Preload, gleichzeitig kommt es zu einem erhöhten Afterload durch einen höheren myokardialen transmuralen Druck. Es gibt also eine Tendenz zur Erhöhung des Cardiac Outputs durch die Zunahme des Preloads und umgekehrt kann es durch die Zunahme der Afterloads zu einer Abnahme des Cardiac Outputs kommen, entspechend gibt es kontroverse klinische Daten[14; 15].

NPV bei akuter respiratorischer Insuffizienz

Zum Einsatz von NPV bei Patienten mit Mukoviszidose gibt es keine kontrollierten Studien, daher muß auf Studien, die bei Patienten mit chronisch obstruktiver Lungenerkrankung (COPD) duchgeführt wurden, zurückgegriffen werden. Bei der nichtinvasiven Beatmung beider Patientengruppen sind zwei unterschiedliche Situationen zu unterscheiden: die akut auftretende respiratorische Insuffizienz auf dem Boden der chronischen Lungenerkrankung und die chronisch respiratorische Insuffizienz selbst. Für die akute respiratorische Insuffizienz bei COPD konnte klar gezeigt werden, daß die frühe Anwendung einer nichtinvasiven Beatmung mit Positivdruck zu einer geringeren Zahl an invasiven Beatmungen führt [3]. Der beste Prädiktor für den Erfolg einer nichtinvasiven Behandlung ist der pH. Das Outcome ist bei pH um 7,35 erfolgreicher als bei niedrigeren pH Werten [2]. Als Regel zur Initiierung einer nichtinvasiven Beatmung bei akuter Exazerbation einer COPD kann ein pH von unter 7,35 und eine Atemfrequenz größer als 30 pro Minute angesehen werden. Auch zur NPV gibt es eine Reihe von Studien, die jedoch nicht unter kontrollierten Bedingungen durchgeführt wurden [4–6].

NPV bei chronischer respiratorischer Insuffizienz

Im Gegensatz zur akuten respiratorischen Insuffizienz besteht bei einer stabilen respiratorischen Insuffizienz ein ausgeglichener pH. Patienten mit Mukoviszidose und einer chronischen respiratorischen Insuffizienz mit Hyperkapnie sind symptomatisch mit Tagesmüdigkeit, Dyspnoe, Lethargie, Konzentrationsstörungen und morgendlichen Kopfschmerzen. Als Befunde lassen sich meist eine nächtlich verstärkte alveoläre Hypoventilation mit Zunahme der Hyperkapnie und ein Cor pulmonale nachweisen.

Ziel der Behandlung ist es, die Symptome zu bessern und die Leistungsfähigkeit zu steigern, besonders auch im Hinblick auf eine notwendige Lungentransplantation. Hierdurch ließen sich erfolgreiche Resultate bei Patienten mit Mukoviszidose nachweisen[13]. Bei chronisch respiratorischer Insuffizienz bei COPD sind die Ergebnisse kontrovers und nicht alle Studien zeigen eine Verbesserung. Bei einer Metaanalyse lag der mittlere arterielle pCO_2 vor Therapie bei Studien mit erfolgreicher nichtinvasiver Beatmung höher (pCO_2 56 mmHg) [7; 8; 12; 16] als bei nicht erfolgreicher nichtinvasiver Beatmung (pCO_2 46 mmHg) [18; 19]. Daraus läßt sich folgern, daß besonders die Subpopulation von Patienten mit COPD und schwerer Hyperkapnie von einer nichtinvasiven Beatmung eher profitiert. Insgesamt ist der Effekt einer nichtinvasiven Beatmung bei stabiler COPD jedoch weniger überzeugend als bei Patienten mit Thoraxwanddeformitäten oder neuromuskulären Erkrankungen.

Zur Negativbeatmung bei Patienten mit schwerer COPD und chronischer respiratorischer Insuffizienz ist eine randomisierte, doppelblinde Studie an 184 Patienten durchgeführt worden [18]. Um eine doppelblinde Studie durchzuführen wurde bei den Patienten in der Kontrollgruppe ein Thoraxschild mit einer Scheinbeatmung angewandt. In der Gruppe der Patienten mit einer tatsächlichen Beatmung wurden die Beatmungsparameter so eingestellt, daß eine Reduzierung der inspiratorischen Muskelaktivität im EMG nachweisbar war. Als Ergebnis fand sich, daß sich gegenüber einer Scheinbeatmung ohne eine effektive Druckapplikation kein positiver Effekt auf Dyspnoe, Leistungsfähigkeit oder auf den Gasaustausch nach drei Monaten nachweisen ließ. Ausgehend von dieser Arbeit läßt sich fragen, ob eine ausreichende Entlastung der Atemmuskulatur durch NPV in dieser Studie erfolgte oder ob die optimale Entlastung der Atemmuskulatur überhaupt entscheidendes Kriterium für den Therapieerfolg bei COPD ist? Denn es konnte immer wieder in Studien an kleineren Patientenkollektiven nachgewiesen werden, daß eine deutliche Besserung und sogar eine Normalisierung des Gasaustauschs erreicht werden konnte [1; 5; 6; 10; 11]. Es kann daher gefolgert werden, daß eine Subgruppe von COPD Patienten von einer Negativdruckbeatmung profitieren kann. Jedoch sind die Determinanten für den Erfolg unsicher und im einzelnen nicht bekannt.

Ein anderes Problem der Negativdruckbeatmung besteht in der potentiellen Induktion oder Verstärkung von obstruktiven Apnoen, da es durch die Zunahme des inspiratorisch subatmosphärischen Drucks in den oberen Atemwegen zu einer Steigerung der Kollapsibilität kommt. Als zweiter Mechanismus kommt der Wegfall der präinspiratorischen Aktivierung der Muskulatur der oberen Atemwege in Betracht [17]. Bei der Anwendung von NPV ist daher darauf zu achten, ob obstruktive Apnoen im Schlaf auftreten. Bei einem Auftreten ist die Therapie abzusetzen oder nur im Wachzustand einzusetzen. Grundsätzlich möglich ist dann auch kombinierte Therapie mit einer Positivdruckbeatmung. Eine weitere Möglichkeit besteht bei Patienten, die eine Sauerstofflangzeittherapie haben, eine Kombination mit einer transtrachealen Sauerstoffapplikation durchzuführen, die die obstruktiven Apnoen verhindert[9].

Patienten mit Mukoviszidose

Die eigenen Daten bei Patienten mit Mukoviszidose zeigen, daß bei 2 Patienten mit chronisch respiratorischer Insuffizienz trotz intensiver Bemühungen eine Anpassung an eine nichtinvasive Positivdruckbeatmung nicht möglich war, beide Patienten jedoch sofort mit der NPV zurechtkamen und sich eine Normalisierung der Hyperkapnie erreichen ließ (Abb. 2.7).

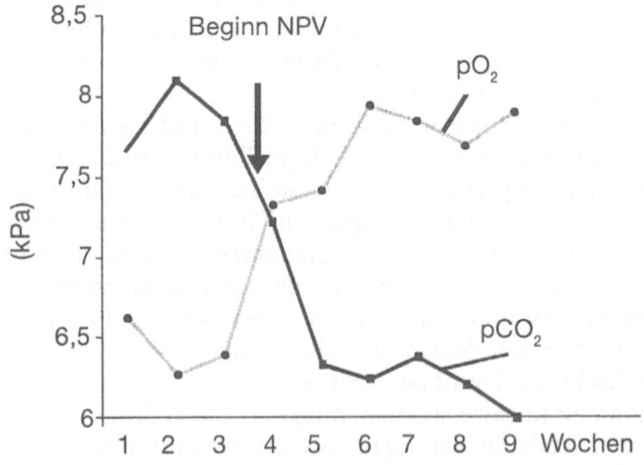

Abb. 2.7. Verlauf des arteriellen O$_2$- und CO$_2$-Partialdrucks eines Patienten mit Mukoviszidose nach Initiierung einer Negativdruckbeatmung

Schlußfolgerungen

Aufgrund der unerwünschten Wirkungen der NPV insbesondere aufgrund des potentiellen Auftretens von obstruktiven Apnoen sollte als erste Wahl immer eine nichtinvasive Positivduckbeatmung duchgeführt werden. Bei einem Versagen der Positivdruckbeatmung kann eine NPV erwogen werden. Auch ist das Auftreten von obstruktiven Apnoen bei jungen Patienten mit Mukoviszidose in eher geringerem Ausmaß zu erwarten als bei älteren Patienten mit COPD. Daher kann sowohl bei akuter als auch bei chronischer respiratorischer Insuffizienz der Einsatz der NPV versucht werden. Bislang sind keine vergleichende Daten zur Effektivität der Atemunterstützung oder über Auswirkungen auf Sekretmobilisation nichtinvasiver Positivbeatmung im Vergleich zur NPV bei Mukoviszidose bekannt.

Zusammenfassung

Negativdruckbeatmung (NPV) ist eine Ventilation, bei der subatmosphärischer Druck während der Inspiration auf den Thorax appliziert wird. In diesem Beitrag wird der Einsatz von NPV bei akuter und chronischer respiratorischen Insuffizienz dargestellt. Aufgrund des dokumentierten Nachweises der Effektivität einer nichtinvasiven Positivdruckbeatmung und des potentiellen Auftretens von obstruktiven Apnoen sollte bei beiden Formen der respiratorischen Insuffizienz als erste Wahl immer eine Positivduckbeatmung durchgeführt werden. Bei einem Versagen der Positivdruckbeatmung ist NPV eine Option in der Behandlung der akuten und chronischen respiratorischen Insuffizienz auch bei Mukoviszidose.

Literatur

1. Ambrosino N, Montagna T, Nava S, Negri A, Brega S, Fracchia C, Zocchi L, Rampulla C (1990) Short term effect of intermittent negative pressure ventilation in COPD patients with respiratory failure. Eur Respir J 3, 502–508
2. Bott J, Conway J, Moxham J (1993) A randomized controlled study of nasal intermittend positive pressure ventilation in acute exacerbations of chronic obstructive airways disease. Lancet 341, 1555–1557
3. Brochard L, (1995) Noninvasive ventilation for acute exacerbations of chronic obstructive pulmonary disease. N Engl J Med 333, 817–822
4. Corrado A, Bruscoli G, Messori A, Ghedina L, Nutini S, De Paola E. Baccini A (1992) Iron lung treatment of subjects with COPD in acute respiratory failure. Evaluation of short- and long-term prognosis. Chest 101, 692–696
5. Corrado A, De Paola E, Messori A, Bruscoli G, Nutini S (1994) The effect of intermittent negative pressure ventilation and long-term oxygen therapy for patients with COPD. A 4-year study. Chest 105, 95–99
6. Corrado A, Gorini M, De Paola E, Bruscoli G, Tozzi D, Augustynen A, Nutini S, Ginanni R (1994) Iron lung treatment of acute on chronic respiratory failure: 16 years of experience. Monaldi Arch Chest Dis 49, 552–555
7. Cropp A, Dimarco A (1987) Effects of intermittent negative pressure ventilation on respiratory muscle function in patients with severe chronic obstructive pulmonary disease. Am Rev Respir Dis 135, 1056–10561

8. Elliott MW, Steven MH, Phillips GD, Branthwaite MA (1990) Non-invasive mechanical ventilation for acute respiratory failure. BMJ 300, 358–360
9. Farney RJ, Walker JM, Elmer JC, Viscomi VA, Ord RJ (1992) Transtracheal oxygen, nasal CPAP and nasal oxygen in five patients with obstructive sleep apnea. Chest 101, 1228–1235
10. Fernandez E, Weiner P, Cherniack R (1990) Negative-pressure ventilation improves respiratory center drive in patients with chronic obstructive pulmonary disease (COPD). Chest 97, 111S
11. Gigliotti F, Spinelli A, Duranti R, Gorini M, Goti P, Scano G (1994) Four-week negative pressure ventilation improves respiratory function in severe hypercapnic COPD patients. Chest 105, 87–94
12. Gutierrez M, Beroiza T, Contreras G (1988) Weekly cuirass ventilation improves blood gases and inspiratory muscle strenth in patients with chronic airflow limitation and hypercarbia. Am Rev Respir Dis 138, 617–623
13. Hodson ME, Madden BP, Steven MH, Tsang VT, Yacoub MH (1991) Non-invasive mechanical ventilation for cystic fibrosis patients-a potential bridge to transplantation. Eur Respir J 4, 524–527
14. Marks A, Bocles J, Morganti L (1963) A new ventilatory assister for patient with repiatory acidosis. N Engl J Med 268, 61–68
15. Murray R, Criner G, Becker P (1989) Negative pressure ventilation impairs cardiac function in patients with severe COPD. Am Rev Respir Dis 139, A15
16. Scano G, Gigliotti F, Duranti R, Spinelli A, Gorini M, Schiavina M (1990) Changes in ventilatory muscle function with negative pressure ventilation in patients with severe COPD. Chest 97, 322–327
17. Scharf S, Feldman N. Goldman M (1979) Vocal cord closure: a cause of upper airway obstruction during controlled ventilation. Am Rev Respir Dis 117, 391–394
18. Shapiro SH, Ernst P, Gray-Donald K (1992) Effect of negative pressure ventilation in severe chronic obstructive pulmonar disease. Lancet 340, 1425–1429
19. Strumpf DA, Millman RP, Carlisle CC, Grattan LM, Ryan SM, Erickson AD, Hill NS (1991) Nocturnal positive-pressure ventilation via nasal mask in patients with severe chronic obstructive pulmonary disease. Am Rev Respir Dis 144, 1234–1239

2.6 Erste Berliner Erfahrungen mit Negativdruckbeatmung bei Mukoviszidose

M. Dahlheim, K. Magdorf, K. Paul, D. Staab, U. Klettke, U. Wahn

Summary: First Berlin Experience with Negative Pressure Ventilation in Cystic Fibrosis Patients

Cystic fibrosis (CF) patients with global respiratory insufficiency who are on a waiting list for lung transplantation and who have been treated with the usual therapeutic means such as physiotherapy, oxygen masks, etc. are supported with noninvasive ventilation until suitable donor organs become available. This is mostly carried out by means of nasal positive pressure ventilation (nasal CPAP, IPPV or BIPAP). However, the latter is not tolerated by all patients, some of whom showed side effects such as sensitivity to the pressure in the face enforced by the mask, fear, and gastric and pulmonal hyperinsufflation.

Three women aged 29, 22, and 15 years who experienced such side effects were treated with a „hayek oscillator" which applies negative pressure ventilation. The first patient was treated using normal frequency ventilation, which adapts ventilation to the patient's own breathing pattern regarding frequency and inspiratory-expiratory ratio with an inspiratory chamber pressure of -35 cmH$_2$O and an exspiratory chamber pressure of -5 cmH$_2$O. Fortunately for her, the patient was successfully transplanted before the second course had to be applied. This second high-frequency course combines spontaneous breathing with external high-frequency oscillation (frequency 2 Hz, amplitude from 15 cmH$_2$O to 20 cmH$_2$O, negative mean chamber pressure), which was applied to the other two patients. Both kinds of application lead to remarkable results as far as improvement of the pCO$_2$ parameters is concerned. This was proven through blood gas analysis carried out before, during, and after treatments with the hayek oscillator. The pO$_2$ parameters, however, only improved after application of „normal" frequency oscillation. No evidence could be traced regarding effects on circulation, blood pressure and pulse.

The use of negative pressure ventilation could be a promising alternative opposed to other common methods for CF patients with global respiratory insufficiency, at least for those who do not tolerate nasal positive pressure ventilation.

Einleitung

Das "bridging" vor geplanter Lungentransplantation erfolgt bei Mukoviszidose-Patienten mit terminaler respiratorischer Globalinsuffizienz derzeit fast ausschließlich durch maschinelle assistierte Maskenbeatmung. Allerdings wird die Maskenbeatmung nicht von allen Patienten toleriert. Von den ablehnenden Patienten werden dafür vielfältige Gründe (Druckgefühl im Gesichtsbereich, „Platzangst", Lungenüberblähung, Magenblähung, Konjunktivitis durch undichte Maske etc.) angegeben. Ein Versuch, die Ventilation mittels externer Negativdruckbeatmung zu unterstützen, erscheint bei diesen Patienten indiziert.

Im Gegensatz zur Überdruckbeatmung handelt es sich bei der externen Negativdruckbeatmung nicht um ein geschlossenes Überdrucksystem in den Atemwegen, bei welchem der Schleim zunehmend in der Peripherie deponiert wird. Vielmehr handelt es sich dabei um ein offenes System ohne andauernden positiven Druck im Bronchialsystem.

Methodik

Behandlungsmethode/Geräte

Die dargestellten Ergebnisse wurden unter Anwendung des Hayek-Oszillators, Firma breasy medical equipement, London, erhoben. Der Hayek-Oszillator ist ein Negativdruckbeatmungsgerät. Er besteht aus einer Antriebseinheit mit zwei Pumpen, einer "Zwerchfell-" und einer Vakuumpumpe. Die "Zwerchfellpumpe" erzeugt durch hohe Frequenzen einen oszillierenden Druck, der durch die Vakuumpumpe auf einer negativen Basislinie gehalten werden kann. Über ein großlumiges Schlauchsystem werden die Drücke (negative und positive Drücke) in einen dem Thorax des Patienten exakt angepaßten Cuirass geleitet. Der Cuirass umschließt den vorderen Thorax und den Oberbauch. Prinzipiell ist bei Vorliegen eines in der Größe angemessenen Cuirass die Anwendung des Hayek-Oszillators in allen Altersgruppen möglich, laut Hersteller vom Frühgeborenen ab ca. 800 g bis zum großgewachsenen, adipösen Erwachsenen. Der Hayek-Oszillator beatmet durch Wechsel von zu- und abnehmendem Druck im Cuirass. Bei sich im Cuirass aufbauendem Unterdruck erfolgt durch Thoraxdehnung eine Inspiration, die Exspiration erfolgt bei Absenken des negativen Druckes passiv durch ein Nachlassen der Thoraxdehnung, oder bei Aufbau eines positiven extrathorakalen Druckes aktiv durch Thoraxkompression. Durch Verschiebung des mittleren Kammerdruckes in den negativen Druckbereich läßt sich Bronchiolenkollaps verhindern (Thoraxwandexkursionen um eine negative Basislinie).

Der Bereich der möglichen Oszillationsfrequenz erstreckt sich von 8 bis 999 Oszillationen pro Minute, womit eine Hochfrequenzventilation mittels Negativdruckbeatmung möglich wird.

Der Benutzer bestimmt über die Kontrolleinheit mit Tastatur und Informationsanzeige den end-inspiratorischen Kammerdruck, den end-exspiratorischen Kammerdruck (über diese beiden Vorgaben auch den mittleren Kammerdruck), die Atemzug- beziehungsweise Oszillationsfrequenz und das Verhältnis der Inspirationszeit zur Exspirationszeit.

Des weiteren bietet der Hayek-Oszillator die optionelle Möglichkeit, den inspiratorischen, den exspiratorischen und den mittleren Atemwegsdruck zu messen und über die Kontrolleinheit anzuzeigen, sofern die Atemwegsdrücke über eine zusätzliche Apparatur dem Gerät zugeleitet werden.

Zur effizienten Ventilationsunterstützung mittels Negativdruckbeatmung erscheinen uns zwei Ventilationsprinzipien erfolgversprechend:

1. *„Normofrequente" Negativdruckbeatmung:* Die Ventilationseinstellung wird dem Eigenatemmuster des Patienten hinsichtlich Frequenz und I:E-Ratio exakt angepaßt bei einer als angenehm empfundenen Amplitude von ca. 30 cmH_2O. Während der Anwendung müssen die Ventilationseinstellungen gegebenenfalls korrigiert werden.
2. *Hochfrequente Negativdruckbeatmung:* Dabei erfolgt eine Überlagerung der Spontanatmung durch Schwingungen einer Frequenz von 1–2 Hz bei einer als angenehm empfundenen Amplitude von 15 bis 20 cmH_2O.

Patienten und Parameter

Zur Anwendung kam bei uns die Negativdruckbeatmung an drei respiratorisch globalinsuffizienten Mukoviszidose-Patientinnen im Alter zwischen 15 Jahren und 29 Jahren, welche die Maskenbeatmung nicht tolerierten. Während eines jeden Anwendungsdurchganges wurden viertelstündlich die Blutgasparameter pCO_2, pO_2 und O_2-Sätt. aus arterialisiertem Kapillarblut, entnommen aus dem hyperämisiertem Ohrläppchen und gemessen mit AVL 990 Automatic Blood Gas System der Firma AVL Medizintechnik, die Kreislaufparameter Puls, systolischer und diastolischer Blutdruck, gemessen mit Dinamap Vital Daten Monitor 1846 SX der Firma Critikon, kontrolliert.

Während jeder Anwendung erfolgte eine Sauerstoffanreicherung des Atemgases mit 2 l O_2/min per Nasenbrille oder per Gesichtsmaske, Veränderungen während der Anwendungen erfolgten nicht.

Eine Patientin (Patientin 1, 29 Jahre) wurde ausschließlich mit dem „normofrequenten" Ventilationsmodus behandelt. Bevor es zur vorgesehenen Anwendung des hochfrequenten Ventilationsmodus kam, wurde bei der Patientin erfolgreich eine Lungentransplantation durchgeführt. Die beiden anderen Patientinnen wurden nur mit dem hochfrequenten Ventilationsmodus behandelt, eine der beiden Patientinnen (Patientin 2, 15 Jahre) wurde vor Anwendung des „normofrequenten" Ventilationsmodus doppellungentransplantiert, bei der anderen Patientin (Patientin 3, 22 Jahre) steht die Anwendung des „normofrequenten" Ventilationsmodus bevor.

Ergebnisse

Nach unseren mit dem Hayek-Oszillator gemachten Erfahrungen lassen sich bei Anwendung des „normofrequenten" Ventilationsprogramms über 15, 30 und 60 min sehr gute Ergebnisse hinsichtlich Verbesserung der Blutgasparameter pCO_2, pO_2 und O_2-Sättigung erzielen.

In Abbildung 2.8 sind die einzelnen Meßdaten und die Mediane aus den Messungen von elf je einstündigen Anwendungsdurchgängen und einem 45minüti-

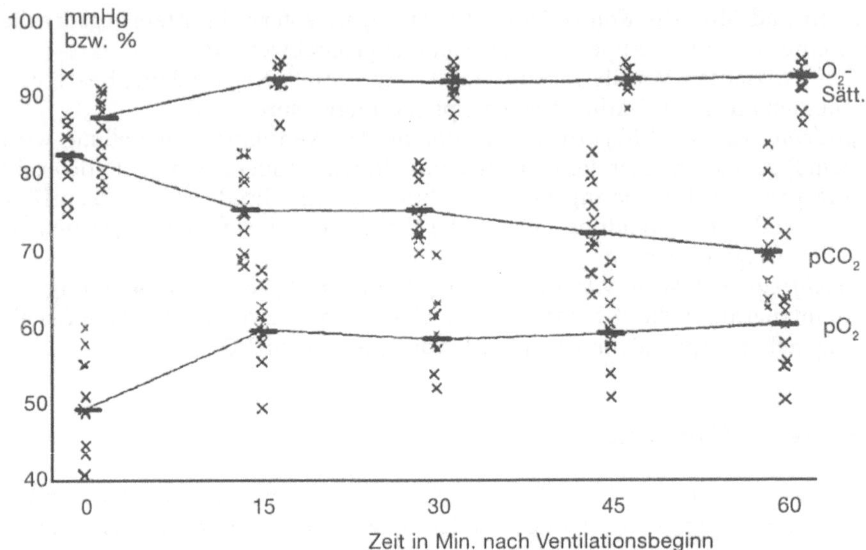

Abb. 2.8.   Graphische Darstellung der einzelnen Meßwerte und der Mediane aus den blutgas-analytisch gewonnenen Meßergebnissen von zwölfmaliger Anwendung der Negativdruck-beatmung im "normofrequenten Ventilationsmodus" bei einer Mukoviszidose–Patientin mit respiratorischer Globalinsuffizienz.

gem Anwendungsdurchgang bei der inzwischen erfolgreich transplantierten Patientin 1 dargestellt.

Es zeigt sich bereits nach 15 Minuten ein deutlicher Abfall des pCO_2 bei gleichzeitig deutlichen Anstieg des pO_2 und der O_2-Sättigung.

Im weiteren Verlauf stabilisieren sich die Blutgaswerte auf dem erreichten verbesserten Niveau (mit Tendenz zu weiterer Verbesserung, insbesondere des pCO_2).

Während eines dieser Anwendungsdurchgänge kam es nach 45 min der „normofrequenten" Ventilationsunterstützung mit einem bis zu diesem Zeitpunkt erfolgtem Abfall des pCO_2 um 14,5 mmHg zu plötzlicher Übelkeit mit Erbrechen, weshalb dieser Anwendungsdurchgang abgebrochen wurde.

Negative Effekte hinsichtlich der kontrollierten Kreislaufparameter Puls und Blutdruck traten während der Anwendungen nicht auf.

Neben den positiven Auswirkungen auf die Blutgasparameter führte das „normofrequente" Ventilationsprogramm nach Anwendung häufig zu dem subjektiven Gefühl verbesserter Thoraxwandbeweglichkeit und erleichterter Atmung.

Problematisch sind bei der Anwendung des „normofrequenten" Ventilationsmodus
- die Optimierung der individuell optimalen Beatmungsparameter für Frequenz und I:E-Ratio;
- die Notwendigkeit einer langdauernden konzentrierten Mitarbeit durch den Patienten. Dies erscheint bei mehrstündiger Anwendung nicht praktikabel.

Mit zunehmender Beatmungsdauer und nachlassender Konzentration beginnt der Patient gegen das Gerät anzuatmen und erhöhte Atemarbeit aufzubringen, was zur Verschlechterung der Blutgasparameter führt und eine respiratorische Erschöpfung begünstigt.

Dies zeigte sich eindrucksvoll während eines der beschriebenen Anwendungsdurchgänge, als die Patientin 1 nach 45 Minuten bis dahin erfolgreicher „normofrequenter" Ventilationsunterstützung ein Getränk zu sich nahm. Daraufhin entwickelte sie ein Druckgefühl im Epigastrium und Übelkeit. Sie begann, gegen das Gerät anzuatmen, anstelle wie zuvor in dem vom Gerät gegebenen Rhythmus mitzuatmen. Es resultierte eine Verschlechterung der Blutgasparameter, insbesondere des pCO_2.

Möglicherweise ließen sich diese Schwierigkeiten reduzieren durch
- eine vom Patienten getriggerte Atemzugauslösung, wie sie beim Hayek-Oszillator nicht möglich ist;
- Anwendung des Hayek-Oszillators im hochfrequenten Ventilationsmodus, wobei die Eigenatmung des Patienten von Schwingungen einer Frequenz von 1–2 Hz überlagert wird bei einer vom Patienten als angenehm empfundenen Amplitude von 10 bis 20 cmH_2O.

Während der Anwendung des hochfrequenten Ventilationsmodus bei den Patientinnen 2 und 3 ließen sich – wie Abbildung 2.9 mit den während siebenmaliger Anwendung ermittelten Blutgaswerten zeigt – nach 30 Minuten ein deutlicher Abfall des pCO_2 bei weitgehend unveränderter O_2-Sättigung nachweisen.

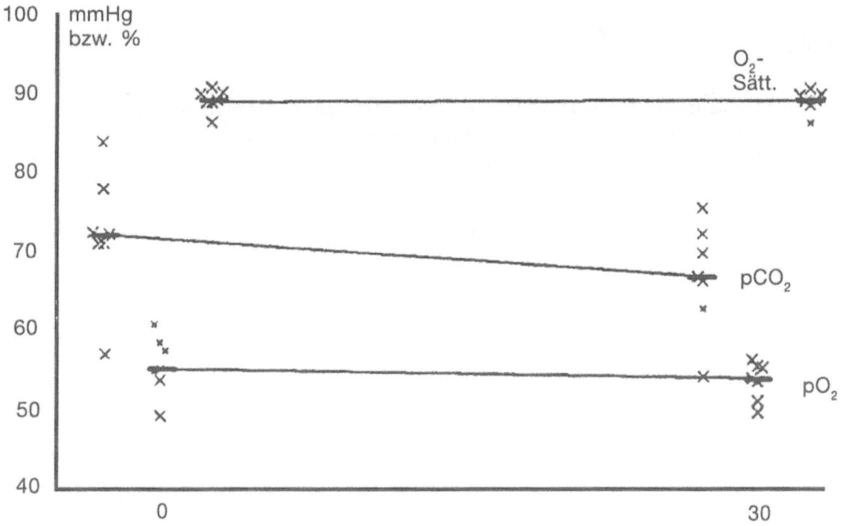

Abb. 2.9. Graphische Darstellung der Meßwerte und der Mediane nach siebenmaliger Anwendung der Negativdruckbeatmung im "hochfrequenten Ventilationsmodus" bei zwei Mukoviszidose–Patienten mit respiratorischer Globalinsuffizienz.

Auch während der hochfrequenten Negativdruckventilation wurden keine negativen Effekte hinsichtlich der Kreislaufparameter Puls und Blutdruck beobachtet. Eindeutiger Vorteil der Anwendung des hochfrequenten Ventilationsmodus ist die Unabhängigkeit von der Mitarbeit des Patienten, der Patient kann und darf während der Ventilationsunterstützung schlafen, sprechen, husten, Nahrung zu sich nehmen etc., wodurch eine Anwendung auch bei längerwährender intermittierender Heimbeatmung möglich erscheint.

Nachteil des hochfrequenten Ventilationsmodus gegenüber dem „normofrequenten" Ventilationsmodus könnte ein sich abzeichnender geringerer positver Effekt auf die Blutgasparameter sein, wobei hinsichtlich der Auswirkungen bei Anwendung über die Dauer von dreißig Minuten hinaus bisher keine Meßdaten vorliegen.

Zusammenfassung

Durch Ventilationsunterstützung mittels Negativdruckbeatmung können die Blutgasparameter positiv beeinflußt werden. Die Negativdruckbeatmung stellt eine Alternative zur Maskenbeatmung dar. Dies gilt zumindest für diejenigen Mukoviszidose-Patienten mit terminaler respiratorischer Globalinsuffizienz, welche die Maskenbeatmung nicht tolerieren. Die von uns erhobenen Daten lassen es sinnvoll erscheinen, zur genaueren Evaluation der Wertigkeit der Negativdruckbeatmung und der optimalen Durchführung eine kontrollierte prospektive Untersuchung durchzuführen.

Literatur

Siehe die Literaturverzeichnisse folgender Beiträge in diesem Band:
1. Criée C-P, Laier-Groenefeld G: Die nichtinvasive Beatmung – Übersicht
2. Fichter J: Nichtinvasive Beatmung mit Negativdruck bei Mukoviszidose
3. Paditz E: Nasale Maskenbeatmung im Kindes- und Jugendalter

3 Akute respiratorische Insuffizienz

Acute respiratory failure

3.1 Nichtinvasive Maskenbeatmung bei akuter respiratorischer Insuffizienz

O. KARG, ST. HEINDL, F. BULLEMER

Summary: Noninvasive Mask Ventilation in Acute Respiratory Failure

Background.   Noninvasive positive pressure ventilation via face masks offers, in comparison to endotracheal intubation, advantages such as swallowing and coughing in the treatment of patients with acute respiratory failure. We report our experiences and attempt to verify the indications and the efficacy of noninvasive mask ventilation.

Patients and Methods.   In the period from January 1991 to August 1996, 109 patients (30 female, 79 male; mean age 61 ± 12 years) received mechanical ventilation with noninvasive mask ventilation, representing 25% of all mechanical ventilations in this term. As baseline capillary blood gases were found: pH 7, 30±0,10, pCO_2 64 ± 19 mmHg (=8.5 ± 2.5 kPa), pO_2 60 ± 19 mmHg (= 8 ± 2.5 kPa). All patients received supplemental oxygen. Success of noninvasive mask ventilation was determined by an improvement of the baseline capillary blood gases.

Results.   Noninvasive mask ventilation was successful in 77 patients (71%). Considering the kind of respiratory insufficiency the patient population was divided into four groups: (1) acute hypoxemic respiratory failure, (2) acute hypercapnic ventilatory failure, (3) acute decompensation of chronic respiratory insufficiency, and (4) combined failure. Considering these subgroups we obtained the best results in the groups of patients with hypercapnic disturbances. In the group of patients with acute hypoxemic respiratory failure, noninvasive mask ventilation was only successful if the improvement of capillary blood gases occurred in the early stage (12 h) of noninvasive mask ventilation.

Conclusion.   Our data indicate that application of noninvasive mask ventilation is an effective and safe alternative to endotracheal intubation in many patients with hypercapnic ventilatory failure. The method is also successful in patients with hypoxemic respiratory failure with a milder course.

Einleitung

Eine akute respiratorische Insuffizienz erfordert als lebensbedrohliche Störung des respiratorischen Systems häufig maschinelle Beatmung zur Lebenserhaltung.

Durch maschinelle Beatmung werden Gasaustausch- und Ventilationsstörung korrigiert, die Atemmuskulatur entlastet, während durch die Begleitmedikation die zugrundeliegende Erkrankung therapiert wird.

Die endotracheale Intubation ist, da in den meisten Notfallsituationen akut lebensrettend, die sicherste und schnellste Methode, einen Zugang zur Durchführung der Beatmung zu schaffen. Trotz dieser Vorteile ist die endotracheale Intubation jedoch mit erheblichen Problemen und Komplikationen belastet: Verletzungen der Atemwege bei der Intubation, Verlust von Schluckakt, Sprache und Hustenstoß, Schleimhautschädigungen und Infektionsgefahr während der Zeitdauer der Intubation; Larynxödem und -obstruktion, Stimmbandparesen, Trachealstenose und -malazie nach der Extubation.

Eine Alternative zur Schaffung eines Zugangs für die Durchführung einer maschinellen Beatmung ist die Verwendung von Nasen- oder Vollgesichtsmasken. Für eine Beatmung dieser Art hat sich der Terminus: nichtinvasive Maskenbeatmung (NIMB) etabliert. Zur Therapie einer chronisch respiratorischen Insuffizienz hat diese Methode bereits einen gesicherten Stellenwert als Langzeitheim- oder intermittierende Selbstbeatmung [13].

Auch in der Intensivmedizin gewinnt die nichtinvasive Maskenbeatmung zur Therapie einer akuten respiratorischen Insuffizienz zunehmend an Bedeutung.

Zur Durchführung der Beatmungstherapie wird positive Druckbeatmung über Nasen- oder Gesichtsmasken angewendet. In physiologischen Anwendungsstudien wurde nachgewiesen, daß bei einem Großteil der therapierten Patienten mit akuter respiratorischer Insuffizienz eine effektive Verbesserung der zugrundeliegenden respiratorischen Störung möglich ist [1; 3; 6; 8; 17]. Sichere Indikationen gibt es jedoch bisher nicht.

Da die Indikationsstellung zur NIMB noch nicht geklärt ist, wurde sie bisher vorwiegend bei Patienten, die eine endotracheale Intubation entweder ablehnten oder hierfür nicht in Frage kamen [12], sowie zu Studienzwecken [1; 3; 10; 20], angewendet. Wir versuchen in der vorliegenden prospektiven klinischen Beobachtungsstudie Indikationsstellungen herauszuarbeiten.

Methodik

Patienten

Im Zeitraum von Januar 1991 bis August 1996 wurden vorwiegend in unserer Intensivstation insgesamt 109 Patienten (30 Frauen und 79 Männer) mit einem Durchschnittsalter von 60,8 ± 12 Jahren nichtinvasiv beatmet. Diese Anzahl entspricht etwa 25% der in diesem Zeitraum insgesamt durchgeführten maschinellen Beatmungen.

Einschlußkriterien. Voraussetzung für eine Maskenbeatmung war ein ansprechbarer und einigermaßen kooperativer Patient mit stabiler Hämodynamik, erhaltenem Schluckvermögen und zumindest geringer eigener Hustenkapazität. Die oberen Atemwege mußten intakt, die Sekretproduktion durfte nur gering sein. Es kamen alle Patienten mit jeglicher Form der akuten respiratorischen Insuffizienz für eine NIMB in Frage. Außerdem wurden Patienten trotz bestehender Kontraindikationen dann maskenbeatmet, wenn sie eine Intubation abgelehnt hatten oder bei denen eine Intubation aus ethischen Gründen nicht indiziert war.

Kontraindikationen. Kontraindikationen lagen vor bei völlig unkooperativen bzw. komatösen Patienten, im Schock, bei Herzrhythmusstörungen mit Hypotonie, kardialen Ischämien, Aspirationsgefahr z. B. infolge fehlenden Schluckvermögens, bei Verlegung der oberen Atemwege, der Notwendigkeit häufiger endotrachealer Absaugung und natürlich bei lebensbedrohlicher Hypoxämie mit einer Sauerstoffsättigung unter 85% trotz Sauerstoffzufuhr über Gesichtsmaske mit Reservoirbeutel.

Behandlungsmethode

Als *Beatmungszugang* kamen Nasen- oder nasoorale Masken (Vollgesichtsmasken) zum Einsatz. Da schwer dyspnoeische Patienten im allgemeinen durch den Mund atmen, haben wir bei akuter respiratorischer Insuffizienz Vollgesichtsmasken wegen der besseren Effektivität vorgezogen. Es wurden 75 Patienten mit einer nasooralen Maske und 34 Patienten mit einer Nasenmaske beatmet.

75 Patienten wurden druckunterstützt und 18 Patienten volumenkontrolliert beatmet, in 16 Fällen kam Spontanatmung mit kontinuierlich positivem Atemwegsdruck (CPAP) zur Anwendung.

Zur Reduktion der inspiratorischen Triggerarbeit des Patienten kamen nur Beatmungsgeräte zum Einsatz, die mit einem Flow-Trigger ausgestattet sind (Puritan-Bennett 7200, Siemens Servo 300, Hoyer Salvia Lifetec CPAP 160a).

Bei der *Beatmungseinstellung* wurde die Maske zunächst vom Personal gehalten und ein niedriger Beatmungsdruck von z. B. 10cmH$_2$O, bzw. ein niedriges Zugvolumen von 3–5 ml/kg Körpergewicht eingestellt. Nach Adaptation und Synchronisation wurde die Maske mit Haltebändern fixiert und zur Hautschonung über den Nasenrücken ein Kolloidverband geklebt. Der Beatmungsdruck bzw. das Zugvolumen wurde langsam gesteigert, bis die Toleranzgrenze des Patienten gerade erreicht war. Ziel war eine ausreichende Ventilation mit Abnahme des pH-Wertes bzw. des pCO$_2$ sowie eine Abnahme der Atemfrequenz. Die inspiratorische Sauerstoffkonzentration (F$_I$O$_2$) wurde entsprechend des Ausmaßes der Hypoxämie eingestellt.

Als Kriterium zur Beurteilung einer erfolgreichen NIMB galt eine Verbesserung der in regelmäßigen Abständen kontrollierten kapillären oder arteriellen Blutgase im Vergleich zum prätherapeutischen Ausgangswert.

Die Therapiedauer richtete sich nach dem Erfolg der NIMB sowie der Toleranz der Therapie durch den Patienten. Nach klinischer Besserung wurden zunehmend längere Pausen eingelegt, bis letztendlich klinische Stabilität auch ohne Beatmung erreicht wurde.

Als Langzeitbeatmung wurde jede Beatmung, ungeachtet ob invasiv oder nichtinvasiv, bezeichnet, die sich über einen Zeitraum länger als 24 h erstreckte.

Abbruchkriterien waren eine Verschlechterung von Gasaustausch und Ventilation, gemessen anhand wiederholter Blutgasanalysen, im Vergleich zur Ausgangssituation sowie Intoleranz der NIMB durch den Patienten. Nach Abbruch erfolgloser NIMB wurden nur die Patienten intubiert, bei denen keine persönlichen oder ethischen Gründe dagegen sprachen.

Bei der *statistischen Auswertung* wurden die Mittelwerte für Erfolgsrate, Intubation, Langzeitbeatmung und Mortalität im Gesamtkollektiv und in Untergruppen, die nach Art der akuten respiratorischen Insuffizienz gebildet wurden, berechnet. Unter Anwendung des U-Tests (Mann-Whitney-Wilcoxon) für unverbundene Stichproben wurde in diesen Gruppen getestet, ob sich für die Patienten, die mit einer NIMB erfolgreich therapiert wurden, signifikante ($p < 0,05$) Unterschiede hinsichtlich der Intubations-, Langzeitbeatmungs- und Mortalitätsraten ergaben.

Ergebnisse

Die prätherapeutischen Blutgasanalysen unserer Patienten betrugen: pH 7,30 $\pm$ 0,10, pCO_2 64 $\pm$ 19 mmHg (= 8,5 $\pm$ 2,5 kPa), pO_2: 60 $\pm$ 19 mmHg (= 8 $\pm$ 2,5 kPa).

Alle Patienten hatten vor Beatmungseinleitung eine supportive Sauerstoffgabe erhalten, abhängig von der Applikationsart mit einer F_IO_2 von ca. 0,3–0,8. Da sich unter Spontanatmung mit "Niedrigfluß"-Sauerstoffversorgungssystemen die F_IO_2 nur schwer schätzen läßt, wird auf die Angabe des Oxygenierungsindex p_aO_2/F_IO_2 verzichtet.

In der Gesamtstatistik betrug die Anzahl der erfolgreichen Maskenbeatmungen 77 (71%). Die mittlere Beatmungsdauer betrug 11,9$\pm$20 Stunden. 26 (34%) Patienten wurden langzeitbeatmet. 5 (7%) Patienten mußten im weiteren Verlauf wegen erneut zunehmender respiratorischer Insuffizienz dann doch intubiert werden. 10 (13%) Patienten der anfänglich erfolgreich nichtinvasiv beatmeten Patienten verstarben in Folge.

32 (29%) Patienten wurden ohne Erfolg nichtinvasiv beatmet. Im Mittel ergab sich eine Beatmungsdauer in dieser Gruppe von 9,5 $\pm$ 21 Stunden. 21 (66%) Patienten wurden intubiert und 21 (66%) Patienten, intubiert oder nicht intubiert, verstarben in Folge (Abb. 3.1).

Da klinische Diagnosen keine klaren Rückschlüsse auf die Form der respiratorischen Insuffizienz zulassen und schwer in Gruppen einzuordnen sind, wurde die Patientenpopulation nach Art der akuten respiratorischen Insuffizienz in vier Gruppen unterteilt:
1. akutes hypoxämisches respiratorisches Versagen (n = 21);
2. akutes hyperkapnisches Ventilationsversagen (n = 19);
3. akute Dekompensation einer chronischen respiratorischen Insuffizienz (n = 57);
4. kombinierte Störung (n = 12).

Die nun folgenden Auswertungen beziehen sich auf die oben genannte Gruppeneinteilung.

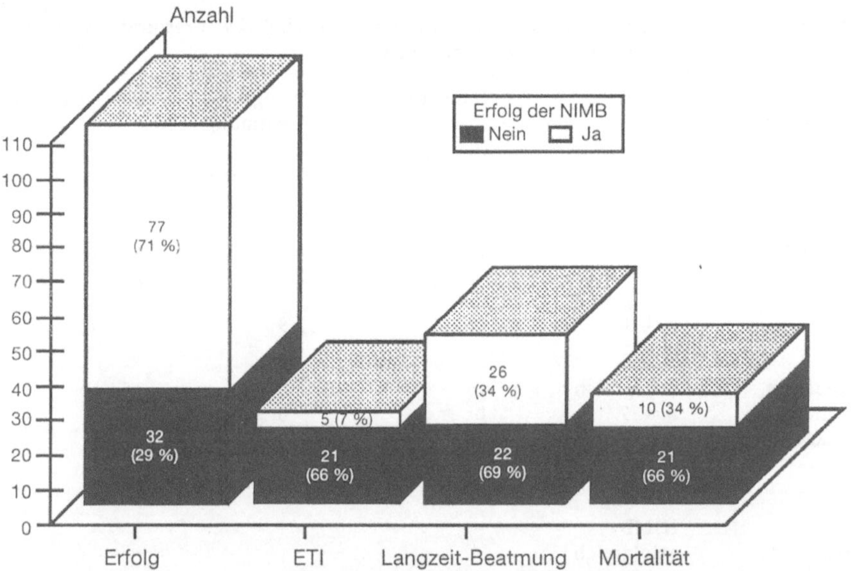

Abb. 3.1. Ergebnisse der nichtinvasiven nasalen Maskenbeatmung (NIMB) bei 109 Patienten mit *akuter* respiratorischer Insuffizienz (Alter 60,8±12 Jahre). Als *Erfolg* der NIMB wurde die klinische und paraklinische Verbesserung der kapillären und arteriellen Blutgase sowie die Verbesserung des klinischen Zustandes bei Toleranz der Maskenbeatmung durch den Patienten gewertet. Eine endotracheale Intubation *(ETI)* erfolgte bei 26 Patienten (n=21 auf Grund einer primär erfolglosen Maskenbeatmung, n=5 infolge erneuter respiratorischer Insuffizienz nach initial erfolgreicher Maskenbeatmung). *Langzeitbeatmung*=Beatmungsdauer über 24 h (unabhängig von der Beatmungsform). *Mortalitätsangaben* hier unabhängig von der Beatmungsform (detaillierte Angaben im Text)

1. Akutes hypoxämisches respiratorisches Versagen

Es wurden 21 Patienten (5 Frauen, 16 Männer) in einem Durchschnittsalter von 61 ± 9 Jahren behandelt. Die Beatmungspflicht ergab sich in dieser Gruppe überwiegend nach thoraxchirurgischen Eingriffen bei akutem Lungenschaden (n = 17). 2 Patienten hatten eine lebensbedrohliche Pneumonie. 1 Patient wurde nach Reanimation bei Kammerflimmern und 1 Patient nach therapeutischer Bronchiallavage bei Alveolarproteinose beatmet.

In der prätherapeutischen kapillären Blutgasanalyse zeigte sich trotz supportiver O_2-Gaben (Maske mit Reservoirbeutel) eine schwere Hypoxämie bei ausgeglichenen pH-Werten und Normokapnie: pH 7,40 ± 0,10, pCO_2 41 ± 11 mmHg (= 5,5 ± 1,5 kPa), pO_2 49 ± 13 mmHg (= 6,5 ± 1,7 kPa). Die Ergebnisse sind in Tabelle 3.1 Gruppe 1 dargestellt.

2. Akutes hyperkapnisches Ventilationsversagen

Diese Störung lag bei 19 Patienten (4 Frauen und 15 Männer), in einem Durchschnittsalter von 63 ± 11 Jahren vor. Die überwiegende Anzahl wurde nach thorax-

Tabelle 3.1.   Nichtinvasive nasale Maskenbeatmung (NIMB) bei *akuter* respiratorischer Insuffizienz (n=106). Ergebnisse nach Diagnosegruppen

Diagnose-gruppe		Intubation (n)	Langzeit-beatmung (n)	Gestorben (n)
1 hypoxäm respirator. Versagen	NIMB erfolgreich n = 11	0	1	0
	NMB nicht erfolgreich n = 10	9	9	7
2 hyperkapn. ventilator. Versagen	NIMB erfolgreich n = 17	1	0	3
	NIMB nicht erfolgreich n = 2	1	2	2
3 dekompens. chronisch respirator. Insuffizienz	NIMB erfolgreich n = 40	2	21	5
	NIMB nicht erfolgreich n = 17	9	10	10
4 kombin. Störung	NIMB erfolgreich n = 9	2	4	2
	NIMB nicht erfolgreich n = 3	2	1	2

NIMB Nichtinvasive Maskenbeatmung

chirurgischen Eingriffen (n = 13) oder nach interventionellen Bronchoskopien in Vollnarkose (n = 6) bei malignen Lungenerkrankungen behandelt (Narkoseüberhang bzw. Atemmuskelschwäche bei Kachexie).

In der prätherapeutischen kapillären Blutgasanalyse (mit O_2-Gabe) fand sich eine respiratorische Azidose bei Hyperkapnie: pH 7,19 ± 0,07, pCO_2 75 ± 20 mmHg (= 10 ± 2,7 kPa), pO_2 78 ± 22 mmHg (= 10,4 ± 2,9 kPa). Die normalen pO_2-Werte weisen auf eine zu großzügig gehandhabte O_2-Zufuhr hin. Die meisten Patienten mußten nur kurze Zeit beatmet werden. Die Ergebnisse sind in Tabelle 3.1 Gruppe 2 dargestellt.

3. Akute Dekompensation einer chronischen respiratorischen Insuffizienz

Mit dieser Störung wurden 57 Patienten (20 Frauen und 37 Männer) mit einem Durchschnittsalter von 60 ± 13 Jahren beatmet. Bei allen Patienten bestand eine Erkrankung mit chronischer Atempumpinsuffizienz: chronisch obstruktive

Atemwegserkrankung (n = 26), neuromuskuläre Erkrankung (n = 7), Kyphoskoliose (n = 5), Thoraxwanderkrankung (n = 8), wobei die akute Dekompensation häufig infektbedingt auftrat.

Entsprechend der Genese der respiratorischen Störung findet sich in der Blutgasanalyse (mit O_2-Zufuhr) eine leichtere respiratorische Azidose bei Hyperkapnie: pH 7,29 ± 0,07, pCO_2 71 ± 13 mmHg (9,5 ± 1,7 kPa), pO_2 58 ± 18 mmHg (= 7,7 ± 2,4 kPa). Die Ergebnisse sind in Tabelle 3.1 Gruppe 3 dargestellt.

4. Kombinierte Störung

Bei 12 Patienten (1 Frau und 11 Männer) mit einem Durchschnittsalter von 60 ± 10 Jahren trat nach thoraxchirurgischen Eingriffen (n = 8) oder interventionellen Bronchoskopien (n = 4) ein akuter Lungenschaden und ein Atempumpversagen auf.

In der Blutgasanalyse (unter O_2-Gabe) wurde eine respiratorische Globalinsuffizienz gemessen: pH 7,32 ± 0,08, pCO_2 60 ± 13 mmHg (= 8 ± 1,7 kPa), pO_2 55 ± 8 mmHg (= 7,3 ±1 ,1 kPa). Die Ergebnisse sind in Tabelle 3.1 Gruppe 4 dargestellt.

Beatmung von Patienten mit Mukoviszidose

Unsere Erfahrungen mit mechanischer Beatmung von Patienten mit Mukoviszidose sind gering. Wir haben in den letzten 5 Jahren 4 Patienten (1 Frau und 3 Männer) im Durchschnittsalter von 25±2 Jahren beatmet, 2 Patienten nichtinvasiv mit Maskenbeatmung, 1 Patienten nichtinvasiv in der Entwöhnungsphase nach invasiver Langzeitbeatmung und Tracheotomie und 1 Patienten invasiv nach endotrachealer Intubation.

Fall 1:   Hier handelte es sich um einen 23jährigen Mann mit einer akut dekompensierten respiratorischen Globalinsuffizienz bei Pneumonie. Durch sofort eingeleitete nichtinvasive Maskenbeatmung konnte eine Intubation vermieden und die Situation rasch stabilsiert werden. Wegen fortbestehender Globalinsuffizienz wurde die Beatmung in Form einer nächtlichen Langzeitheimbehandlung fortgeführt. Kontrollmessungen nach 6monatiger Langzeittherapie zeigten. eine weitere Verbesserung der Blutgase. 3 Monate später trat erneut ein Atemwegsinfekt mit akuter Dekompensation der respiratorischen Insuffizienz auf, durch Ausdehnung der Beatmungszeiten wurde wieder eine Stabilisierung, allerdings auf schlechterem Niveau, erreicht. Die nächsten 6 Monate hatte er trotz intermittierender Selbstbeatmung schwerste Atemnot, wurde dann lungentransplantiert und ist postoperativ gestorben.

Fall 2.   Der Patient 2 war ein 24jähriger Mann, der wegen schwerer Belastungsatemnot und respiratorischer Globalinsuffizienz zur stationären Aufnahme kam. Wir leiteten eine nichtinvasive Maskenbeatmung ein. Er verweigerte jedoch die Therapie, über den weiteren Veraluf sind wir nicht informiert.

Fall 3.   Hier handelte es sich um einen 20jährigen Mann, der intubiert und beatmet zu uns verlegt wurde. Auch unter Beatmung konnte die ausgeprägte respiratorische Insuffizienz nicht verbessert werden, der Patient starb.

Fall 4.   Dies war eine 33jährige Patientin, die wegen einer Pneumonie über ca. 6 Wochen langzeitbeatmet worden war und nun tracheotomiert zur Entwöhnung verlegt wurde. Intermittierende nichtinvasive Maskenbeatmung wurde erfolgreich durchgeführt, die Trachealkanüle konnte nach ca. 10 Tagen entfernt werden. Trotz deutlicher Verbesserung der respiratorischen Insuffizienz war die Patientin nicht bereit, die Beatmung zu Hause fortzuführen, Therapieabbruch erfolgte nach 4 Wochen. 1 Monat später zeigte sich bereits wieder eine Verschlechterung der respiratorischen Insuffizienz.

Diskussion

In den fünfziger Jahren wurde nichtinvasive Beatmung in Form von Negativdruckbeatmung bei Poliomyelitispatienten angewendet. Ab ca. 1980 wurde in ersten Studien bei unterschiedlichen Indikationen über erfolgreiche Positivdruckbeatmung über Maske an Stelle von Endotrachealtubus berichtet [11; 16]. BROCHARD und Mitarbeiter [2] beschrieben erstmals die therapeutische Effektivität der nichtinvasiven Beatmung bei 13 Patienten mit akut exazerbierter chronisch obstruktiver Atemwegserkrankung (COPD). Seither wurde in zahlreichen klinischen Studien über therapeutische Erfolge der Maskenbeatmung bei verschiedenen Formen der respiratorischen Insuffizienz berichtet. Überwiegend wurden Patienten mit akut exazerbierter COPD behandelt. Die meisten Studien waren jedoch unkontrolliert und die Fallzahlen waren gering [4; 5; 7; 14; 19]. In einzelnen prospektiv randomisierten Studien wurde gezeigt, daß durch die nichtinvasive Maskenbeatmung – im Vergleich zu alleiniger medikamentöser Standardtherapie – bei primär hyperkapnischen Störungen (meist Patienten mit akut exazerbierter COPD) Intubationsrate, Krankenhausaufenthaltsdauer und Mortalität gesenkt werden können [1; 3; 10; 20]. Weiterhin wurde über eine signifikant verbesserte Langzeitprognose berichtet [18].

Auch wir hatten die höchsten Erfolgsraten bei Patienten mit Hyperkapnien. Bei den Patienten mit akutem hyperkapnischem Ventilationsversagen war die Ursache ein Narkoseüberhang, in der Gruppe der dekompensierten chronisch respiratorischen Insuffizienz eine exazerbierte COPD. In der Gruppe der kombinierten Störungen bestand eine chronische pulmonale Grunderkrankung ohne manifeste respiratorische Insuffizienz, als Auslöser des respiratorischen Versagens kam eine lebensbedrohliche Hypoxämie und Hyperkapnie hinzu. Die Erfolgsraten in diesen Gruppen schwanken zwischen 90% und 71% und sind somit vergleichbar hoch wie in den o. g. Studien.

In der Gruppe der Patienten mit hypoxämischen, respiratorischen Versagen konnte immerhin über die Hälfte erfolgreich mit NIMB behandelt werden. Wir beobachteten, daß sich ein Erfolg meist nur dann einstellte, wenn die klinische Verbesserung in der Initialphase der Behandlung (12 h) eintrat. War nach dieser Zeit keine wesentliche Besserung erreicht, mußte intubiert werden. Die Erfolgsrate in dieser Gruppe korrelierte zudem mit dem Schweregrad der respiratorischen Störung. Bei lebensbedrohlichen Erkrankungen wie Pneumonien oder Acute Respiratory Distress Syndrome (ARDS) mußte bereits nach kurzem nichtinvasivem Behandlungsversuch abgebrochen, intubiert und invasiv beatmet werden. Klinisch weniger kritische Krankheitsbilder wie z. B. ein postoperativ aufgetretenes Lungenödem oder eine geringer ausgedehnte Pneumonie konnten hingegen mit NIMB erfolgreich therapiert werden.

Wysocki und Mitarbeiter [20] beschrieben in einer randomisierten Studie bei Patienten mit Hypoxämie keine signifikanten Vorteile der NIMB im Vergleich zur konventionellen, medikamentösen Therapie. Meduri und Mitarbeiter [12] konnten jedoch – allerdings in einer nicht randomisierten Studie – beim primär hypoxämischen respiratorischen Versagen eine hohe Erfolgsrate von 75% der NIMB zeigen, vorausgesetzt die klinische Situation besserte sich in 48–72 h.

Wir konnten in den Gruppen 1–3 nachweisen, daß sich für die Patienten, die mit einer NIMB erfolgreich therapiert wurden, signifikant niedrigere Intubationsraten und Mortalitätsraten ergeben und außerdem die Beatmungsdauer signifikant niedriger ist (p < 0,05).

In unserer Gruppe 3 (dekompensierte chronisch respiratorische Insuffizienz) ergibt sich hinsichtlich der Rate der Langzeitbeatmungen kein signifikanter Unterschied zwischen erfolgreicher und erfolgloser NIMB. Grund dafür ist der hohe Anteil an Langzeitheimbeatmungen nach erfolgreicher nichtinvasiver Akutbeatmung (oder invasiver Beatmung mit anschließendem Weaning) bei Patienten mit chronisch ermüdeter Atempumpe.

Ein erfolgreicher Einsatz im Weaningprozeß stellt eine weitere Indikation zur NIMB dar und leitet zur intermittierenden Selbstbeatmung als Langzeitbehandlung über [9; 12].

In der Gruppe 4 (kombinierte Störungen) werden keine signifikanten Unterschiede hinsichtlich Intubationsrate und Mortalität berechnet. Eine Erklärung hierfür ist vermutlich in der chronischen Vorerkrankung der Patienten zu sehen. Die respiratorische Störung mit konsekutiver Globalinsuffizienz ist anscheinend zwar initial mit nichtinvasiver Maskenbeatmung erfolgreich zu therapieren, im weiteren Verlauf jedoch nicht ausreichend stabilisierbar.

Nichtinvasive Beatmung sollte bei Patienten mit akuter respiratorischer Insuffizienz in einer Intensivstation mit entsprechendem Monitoring und in Intubationsbereitschaft durchgeführt werden. Patienten mit akut dekompensierter chronischer respiratorischer Insuffizienz bilden jedoch eine Ausnahme. Wir haben Patienten mit exazerbierter COPD auch auf der Allgemeinstation erfolgreich beatmet und können die Ergebnisse von Servera und Mitarbeitern [15], die den erfolgreichen Einsatz nichtinvasiver Beatmung auf einer Allgemeinstation beschreiben, in unserer Klinik bestätigen.

Nichtinvasive Maskenbeatmung kann bei akut respiratorisch insuffizienten Patienten sehr erfolgreich angewendet werden. Nach der Art der akuten respiratorischen Insuffizienz aufgeschlüsselt, wird die NIMB mit der besten Erfolgsrate bei Patienten mit primär hyperkapnischem Ventilationsversagen zum Einsatz gebracht. Bei Patienten mit hypoxämischen Lungenversagen kann eine NIMB erfolgreich sein, soweit eine Verbesserung des klinischen Ausgangszustands in der Initialphase der Therapie erzielt wird.

Unter dem Vorbehalt der insgesamt immer noch ungeklärten Indikations-stellung, ist die NIMB nach den vorliegenden Daten eine wichtige Alternative im Repertoire der intensivmedizinischen Behandlungsmöglichkeiten.

Literatur

1. Bott J, Carroll MP, Conway JH, Keilty SEJ, Ward EM, Brown AM, Paul EA, Elliott MW, Godfrey RC, Wedzicha JA, Moxham J (1993) Randomised controlled trial of nasal ventilation in acute ventilatory failure due to chronic obstructive airways disease. Lancet 341, 1555–1557
2. Brochard L, Isabey D, Piquet J, Amaro P, Mancebo J, Messadi A-A, Brun-Buisson Ch, Rauss A, Lemaire F, Harf A (1990) Reversal of acute exacerbation of chronic obstrutive lung disease by inspiratory assistance with a face mask. New Engl J Med 323, 1523–1530
3. Brochard L, Mancebo J, Wysocki M, Lofaso F, Conti G, Rauss A, Simonneau G, Benito S, Gasparetto A, Lemaire F, Isabey D, Harf A (1995) Noninvasive ventilation for acute exacerbations of chronic obstructive pulmonary disease. New Engl J Med 333, 817–822
4. Confalonieri M, Parigi P, Scartabellati A, Aiolfi S, Scorsetti S, Nava S, Gandola S (1996) Noninvasive mechanical ventilation improves the immediate and long-term outcome of COPD patients with acute respiratory failure. Europ Resp J 9, 422–430
5. Covelli HD, Weled BJ, Beekman JF (1982) Efficacy of continuous positive airway pressure adminis-tered by face mask. Chest 81, 147–150
6. De Lucas P, Taracõn C, Puente L, Rodriguez C, Tatay E, Monturiol JM (1993) Nasal continuous posi-tive airway pressure in patients with COPD in acute respiratory failure – a study of the immediate effects. Chest 104, 1694–1697
7. Fernandez R, Blanch Ll, Vailes J, Baigorri F, Artigas A (1993) Pressure support ventilation via face mask in acute respiratory failure in hypercapnic COPD patients. Intensive Care Med 19, 456–461
8. Freiberg DB, Sullivan CE, Young H (1993) The effect of nasal continuous positive airway pressure on intrapulmonary gas exchange in acute exacerbations of chronic obstructive pulmonary disease. Monaldi Arch Chest Dis 48, 447–448
9. Köhler D, Schönhofer B (1994) Weaning nach Langzeitbeatmung bei Patienten mit erschöpfter Atempumpe – ein neues Behandlungskonzept. Med Klinik 89, 11–15
10. Kramer N, Meyer ThJ, Meharg J, Cece RD, Hill NS (1995) Randomized, prospective trial of non-invasive positive pressure ventilation in acute respiratory failure. A J R C C M 151, 1799–1806
11. Meduri GU, Conoscenti CC, Menashe Ph, Nair S (1989) Noninvasive face mask ventilation in patients with acute respiratory failure. Chest 95, 865–870
12. Meduri GU, Turner RE, Abou-Shala N, Wunderink R, Tolley E (1996) Noninvasive positive pressure ventilation via face mask – first-Iine interventi-on in patients with acute hypercapnic and hypoxemic respiratory failure. Chest 109, 179–193
13. Muir J-F, Girault C, Cardinaud J-P, Polu J-M, The French Cooperative Study Group (1994) Survival and longterm follow-up of tracheotomized patients with COPD treated by home mechanical ven-tilation. Chest 106, 201–209
14. Pennock BE, Crawshaw L, Kaplan PD (1994) Noninvasive nasal mask ventilation for acute respira-tory failure – institution of a new therapeutic technology for routine use. Chest 105, 441–444
15. Servera E, Torez M, Marin J, Vergara P, Castano R (1995) Noninvasive nasal mask ventilation beyond the ICU for an exacerbation of chronic respiratory insufficiency. Chest 108, 1572–1576
16. Smith RA, Kirby RR, Gooding JM (1980) Continuous positive airway pressure (CPAP) by face mask. Crit Care Med 8, 483–484
17. Vitacca M, Rubini F, Foglio K, Scalvini S, Ambrosino N (1993) Non-invasive modalities of positive pressure ventilation improve the outcome of acute exacerbations in COLD patients. Intensive Care Med 19, 450–455
18. Vitacca M, Clini E, Rubini F, Nava S, Foglio K, Ambrosino N (1996) Noninvasive mechanical venti-lation in severe chronic obstructive lung disease and acute respiratory failure: short- and long-term prognosis. Intensive Care Med 22, 94–100

19. Wysocki M, Tric L, Wolff MA, Gertner J, Millet H, Herman B (1993) Noninvasive pressure support ventilation in patients with acute respiratory failure. Chest 103, 907–913
20. Wysocki M, Tric L, Wolff MA, Millet H, Herman B (1995) Noninvasive pressure support ventilation in patients with acute respiratory failure – a randomized comparison with conventional therapy. Chest 107, 761–768

3.2 Invasive Beatmung bei Mukoviszidose (Fallbericht)

J. Dinger, K. Ulbrich, K.-D. Paul, E. Rupprecht, W. Leupold

Summary: Artificial Ventilation in a Patient with Cystic Fibrosis

Artificial mechanical ventilation, a therapeutic standard in patients with acute respiratory failure, effectively improves gas exchange. New strategies and new ventilators improve outcome and reduce complications. Should mechanical ventilation be considered an option in treating chronic respiratory failure, especially in patients with cystic fibrosis (CF)?

We review our experiences in artificial mechanical ventilation in a 20-year-old woman with CF with respiratory failure requiring mechanical ventilation. Mechanical ventilation improved arterial hypoxemia but failed to correct hypercapnia. Peak inspiratory pressure, positive end-expiratory pressure, oxygen saturation, and blood gases under different modes of artificial ventilation are demonstrated and discussed.

Normalization of p_aCO_2 was only achieved by aggressive artificial ventilation with high peak inspiratory pressures. Weaning maneuvers and other manipulations such as sucking of secretions by bronchoscope or bronchoalveolar lavage via endotracheal tube resulted in prolonged episodes of arterial hypoxemia and hypercapnia. Artificial ventilation improved oxygenation rapidly with quite moderate inspiratory pressures in our patient. In contrast, normalization of hypercapnia was seen only under aggressive modes of ventilation preventing sucessful weaning. After 2 weeks our patient died due to respiratory insufficiency.

Therefore, despite blood gases ethical considerations should also be considered in the treatment of chronic respiratory failure by mechanical ventilation in adult patients with CF.

Einleitung

Bei der Beatmungstherapie stehen Maßnahmen zur Behandlung von pulmonalen Störungen im Mittelpunkt. Die klinische Erfahrung hat gezeigt, daß eine in ihrer Durchführung individuell an die Bedürfnisse des einzelnen Patienten adaptierte Beatmung die Prognose der akuten respiratorischen Insuffizienz einschließlich ihrer Komplikationen verbessern kann. Übereinstimmend beinhalten alle Beatmungskonzepte bzw. Beatmungsstrategien für akute pulmonale Erkrankungen folgende Schwerpunkte [1; 5; 13]:

1. Beatmung möglichst frühzeitig einsetzen.
2. Beatmung richtig dosieren mit dem Ziel des adäquaten Gasaustauschs.
3. Beatmung so kurz und so wenig invasiv wie möglich durchführen.

Lassen sich diese Empfehlungen auf chronische Erkrankungen, wie z. B. das Krankheitsbild der Mukoviszidose übertragen?

In dieser Situation spielen neben medizinischen auch ethische und juristische Gesichtspunkte eine Rolle. Jeder kennt die Berichte über Patienten, welche im Koma liegend, über Wochen, Monate und sogar Jahre hinweg künstlich ernährt und beatmet werden und mitunter den Vorwurf der seelenlosen, inhumanen "Apparatemedizin" entstehen ließen. Wachsende therapeutische Möglichkeiten einerseits und andererseits Auffassungen wie die "Apparatemedizin" verlängere Krankheiten und damit verbundene Leiden, sie greife willkürlich in einen Krankheitsverlauf ein, der natürlicherweise zum Tode führe und verzögere so den Prozeß des Sterbens, haben nicht nur unter Medizinern eine breite Diskussion entfacht [13]. Dies trifft auch für das Krankheitsbild der Mukoviszidose zu, inbesondere seit Bestehens der Möglichkeit der Lungentransplantation.

Wann ist nun das Endstadium einer chronischen Lungenerkrankung erreicht? Wann ist der Entschluß zu einer Beatmung oder ein Therapieverzicht gerechtfertigt? Ist dieser überhaupt ethisch vertretbar?

Diese Fragen können Intensivmediziner allein nur schwer beantworten, da sie den Patienten häufig nur in der Akutsituation betreuen. Die Entscheidung für oder gegen eine Beatmungstherapie sollte dabei nicht nur auf der Grundlage von pathologischen Blutgasen erfolgen. Deshalb möchten wir auf unsere Beobachtungen und Erfahrungen bei der Beatmung einer Patientin mit Mukoviszidose aufmerksam machen und diese zur Diskussion stellen.

Kasuistik

Unsere 20jährige Patientin ist das zweite von drei Kindern. Zu Beginn des 4. Lebensmonates wurde nach typischer pulmonaler Symptomatik in Form von Husten und rezidivierenden Bronchitiden die Diagnose Mukoviszidose auf der Grundlage von drei pathologischen Schweißelektrolytwerten gestellt.

Mit der Diagnosestellung wurde eine der Grunderkrankung entsprechende Therapie (tägliche Inhalationen, Enzymsubstitution, Vitaminsubstitution, Physiotherapie, Ernährungstherapie) begonnen. Bis zum 11. Lebensjahr zeigte das Krankheitsbild nur eine geringe Progredienz. Mit dem Erstnachweis von Pseudomonas aeruginosa im Sputum und Übergang in eine chronische pulmonale Besiedelung im Alter von 11 3/12 Jahren wurde eine deutliche Verschlechterung der Lungenfunktionsparameter verzeichnet. Intensive intravenöse und inhalative antibiotische Therapie vermochten nicht, den Übergang in eine chronische pulmonale Infektion mit Pseudomonas aeruginosa zu verhindern.

Die Patientin wurde von diesem Zeitpunkt an jährlich mehrfach stationär behandelt. Mit dem 18. Lebensjahr war ein nochmaliger, drastischer Abfall der Lungenfunktionsparameter als Spiegelbild der zu diesem Zeitpunkt radiologisch nachweisbaren ausgeprägten chronischen Lungenveränderungen zu beobachten und zwang uns, die Möglichkeit einer Lungentransplantation zu überdenken.

Die Patientin selbst jedoch fand erst im Januar 1996, d. h. 6 Monate vor ihrem Tod, eine bejahende Einstellung zur Lungentransplantation. Wir empfanden mit unserer Patientin Erleichterung, da für sie der Weg zur Entscheidung ein harter Kampf mit sich selbst gewesen war.

Im Mai 1996 mußte die Patientin nur 6 Tage nach Entlassung aus vorangegangener 5wöchiger, stationärer antibiotischer Behandlung erneut in schwerst krankem Zustand stationär aufgenommen werden.

Weder durch Sauerstoffapplikation von 3-5 l/min noch durch nasale Maskenbeatmung konnten die bestehende Hyperkapnie und schwere Hypoxämie ausreichend gebessert werden. Eine Sekretmobilisation bzw. Sekretexpektoration waren fast unmöglich geworden. Aufgrund der raschen Verschlechterung und der drohenden respiratorischen Insuffizienz wurde in Übereinstimmung mit der Patientin und ihren Angehörigen die Indikation zur Bronchoskopie gestellt. Während des Eingriffs konnte reichlich zähes Sekret abgesaugt werde. Aus der fortbestehenden respiratorischen Azidose, der Hyperkapnie und der Hypoxie (arterielle Blutgase nach der Bronchoskopie: pH=7,19; pCO_2=119 mmHg; pO_2= 88 mmHg, BÜ = +10) unter Beatmung mit 80% Sauerstoff ergab sich die Indikation zur Fortsetzung der kontrollierten Beatmung nach der Bronchoskopie.

Unter der zunächst durchgeführten volumenkontrollierten Beatmung mit PEEP konnte erst bei einem sehr hohen Spitzenbeatmungsdruck von 55 cm H_2O eine Besserung der respiratorischen Azidose bei fortbestehender erheblicher Hyperkapnie erzielt werden (Tabelle 3.2).

Auffällig war eine nur geringe Zunahme des Atemzugvolumens von anfangs 280 ml auf 310 ml unter der forcierten Beatmung (Normalwert = ca. 500 ml), am ehesten als Ausdruck der ausgeprägten Lungenfibrose zu werten. Eine Verbesserung der Oxygenierung wurde mit Erhöhung des PEEP bis auf 8 cm H_2O erzielt. Eine weitere PEEP-Erhöhung führte neben einer Verschlechterung der Kreislaufparameter zu einem erneuten Anstieg des CO_2 durch Verringerung des Atemzugvolumens, bedingt durch eine Überblähung der Lungen.

Tabelle 3.2. Beatmungsparameter und Blutgase unter *volumenkontrollierter* Beatmung bei einer 20jährigen Patientin mit Mukoviszidose und akuter respiratorischer Insuffizienz

Beatmungsfrequenz [min^{-1}]	25	25	25
I:E Ratio	1:2	1:2	1:2
Spitzenbeatmungsdruck [cmH$_2$O]	48	51	55
PEEP [cmH$_2$O]	3	5	8
FiO$_2$	80%	60%	50%
Atemzugvolumen [ml]	280	300	310
pH	7,19	7,26	7,31
BÜ	+10	+12,1	+11,9
p$_a$CO$_2$ [mmHg/kPa]	119/15,9	103/13,7	89/11,9
p$_a$O$_2$ [mmHg/kPa]	88/11,7	79/10,5	75/10
SaO$_2$	96%	94%	94%
AaDO$_2$ [mmHg]	395,9	266,8	202,4

Tabelle 3.3. Beatmungsparameter und Blutgase unter *druckkontrollierter* Beatmung bei der gleichen Patientin wie in Tabelle 3.2

Beatmungsfrequenz [min^{-1}]	31	32	32	32	32
I:E Ratio	1:2	1:2	1:2	1:2	1:2
Spitzenbeatmungsdruck [cmH$_2$O]	42	44	45	51	53
PEEP [cmH$_2$O]	5	5	6	7	8
FiO$_2$	50 %	50 %	40 %	40 %	35 %
Atemzugvolumen [ml]	285	290	280	310	320
pH	7,43	7,46	7,38	7,39	7,43
BÜ	+18,3	+16	+20,3	+15,5	+15,2
p$_a$CO$_2$ [mmHg/kPa]	73/9,7	62/8,3	80/10,7	73,5/9,8	57/7,6
p$_a$O$_2$ [mmHg/kPa]	82,5/11	79/10,5	94/12,6	95/12,7	87/11,6
SaO$_2$	94%	93%	94%	96%	96%
AaDO$_2$ [mmHg]	196	203,6	122,5	88,4	69,3

Auch unter druckkontrollierter Beatmung konnte ebenfalls nur ein Atemzugvolumen zwischen 280 ml und 320 ml erzielt werden. Jedoch waren, im Gegensatz zur volumenkontrollierten Beatmung, vergleichbare Blutgase bereits bei einem deutlichen niedrigeren Spitzenbeatmungsdruck von 42 cm H$_2$O zu erzielen (Tabelle 3.3). Wiederum führte eine Erhöhung des PEEP bis 8 cm H$_2$O zu einer verbesserten Oxygenierung.

Um die negativen Auswirkungen einer Beatmung mit PEEP auf den Kreislauf – reduziertes Herzzeitvolumen und damit verbundener Abfall der Nierenperfusion – zu vermeiden, war unter PEEP-Beatmung neben einer adäquaten Volumenzufuhr der Einsatz von Katecholaminen notwendig.

Besonders langanhaltend waren die Auswirkungen des endotrachealen Absaugens auf den Gasaustasch bei unserer Patientin. Eine effektive Bronchialtoilette – sowohl gezielt durch Fieberbronchoskopie oder durch ungezieltes Absaugen – führte zu einer langanhaltenden Verschlechterung des Gasaustausches. Im Vordergrund dabei stand eine sich erst nach Stunden bessernde Hyperkapnie.

Eine Entwöhnung vom Respirator über unterstützende Beatmungsmuster wie IMV und SIMV schlug fehl. Auch der Versuch der Entwöhnung von der kontrollierten Beatmung über eine Negativdruckbeatmung mittels einer "eisernen Lunge" oder nasale Maskenbeatmung mußten wegen zunehmender Hyperkapnie und Erschöpfung der Patientin nach wiederholten Versuchen erfolglos abgebrochen werden, obwohl eine ausreichende Oxygenierung durchaus zu erzielen war. Die Patientin verstarb am 15. Tag nach Beginn der Beatmung infolge zunehmender respiratorischer Insuffizienz.

Diskussion

Die Beatmung von Patienten mit chronischer Lungenerkrankung sollte den individuellen Voraussetzungen, also der noch vorhandenen pulmonalen Leistungsfähigkeit und damit dem Grad der respiratorischen Insuffizienz angepaßt werden. Ein schrittweises Vorgehen scheint empfehlenswert [2; 14]:

1.Stufe: Optimierung der Spontanatmung, z. B. CPAP;
2.Stufe: Unterstützung der Spontanatmung, z. B. IMV, SIMV;
3.Stufe: Übernahme der Spontanatmung, z. B. IPPV,CPPV, PEEP;
4.Stufe: Ausschaltung der Spontanatmung, z. B. CPPV, Inversed-ratio-Ventilation,
          alternative Beatmungsformen (ECMO)

Ein stufenweises Beatmungskonzept bedeutet, daß zunächst der Einsatz von
nichtinvasiven Atemhilfen, später erst der Einsatz von invasiven Methoden erwogen werden sollte, je nach Pathophysiologie und Ausmaß der respiratorischen
Insuffizienz (Störung der Oxygenation? Störung der CO_2-Auswaschung?).

Liegt eine Störung der Oxygenation vor, so muß eine Optimierung der gasaustauschenden Oberfläche erfolgen. Dies geschieht über eine Erhöhung des
Sauerstoffangebotes und/oder eine Erhöhung der funktionellen Residual-
kapazität (FRC). Unter Spontanatmung wird dies durch Ausatmen gegen einen
definierten Widerstand erzielt. Dadurch bleibt der Druck in den Alveolen immer positiv um einen Alveolarkollaps zu vermeiden (CPAP-Beatmung). Zunehmend wird über positive Erfahrungen beim intermittierenden Einsatz der
nasalen Maskenbeatmung als zukunftsträchtige, nicht-invasive und effektive
Behandlungsform bei Patienten mit chronischen Lungenerkrankungen berichtet [7; 9; 10; 16]. Jedoch war bei unserer Patientin weder durch Sauerstoffapplikation noch durch eine nasale Maskenbeatmung eine ausreichende Stabilisierung der schweren respiratorischen Insuffizienz, insbesondere der exzessiven
Hyperkapnie, zu erzielen.

Eine effektive CO_2-Elimination kann nur durch Unterstützung der Atempumpe
in Form der (synchronisierten) intermittierenden mechanischen Ventilation
(S)IMV oder in Form der kontrollierten mechanischen Ventilation (CMV) er-
folgen. Wird ein Patient kontrolliert beatmet, wie in unserem Fall, so kann eine
Erhöhung der FRC durch Einstellung eines positiven end-exspiratorischen
Drucks (PEEP) erreicht werden.

Eine kontrollierte Beatmung mit PEEP zielt auf die Verbesserung des Gasaustausches ab und verfolgt im Wesentlichen folgende Therapieziele [14; 15]:
1. Normalisierung der alveoloarteriellen Sauerstoffdifferenz ($AaDO_2$) auf weni-
    ger als 200 mm Hg;
2. Reduktion der FiO_2 auf Werte < 50%;
3. Reduktion des Rechts-links-Shunts;
4. Verbesserung der Compliance und somit Verringerung der erforderlichen
    Atemarbeit.

Diese Ziele konnten in unserem Fall durch eine druckkontrollierte Beatmung
besser realisiert werden. Im Vergleich mit der volumenkontrollierten Beatmung
waren akzeptable Blutgase bereits bei einem deutlich niedrigeren Spitzenbeatmungsdruck von 42 cm H_2O (siehe auch Tabelle 3.2 und 3.3) zu erzielen.
Außerdem waren die Auswirkungen auf den systemischen Kreislauf deutlich
geringer, was sich in einem geringeren Bedarf an Katecholaminen zeigte.

In der Literatur wird über die invasive Beatmung von Patienten mit Mukoviszidose nur spärlich in Form kasuistischer Beiträge berichtet [3; 4; 6; 8; 11; 12].
Eine erfolgreiche Beherrschung der respiratorischen Insuffizienz und anschlie-

ßende Entwöhnung vom Respirator scheint bei Säuglingen und Kleinkindern durchaus möglich [6; 8], kann jedoch bei Jugendlichen und jungen Erwachsenen, wie in unserem Fall, zum unlösbaren Problem mit letalem Ausgang werden.

Bei fortgeschrittener chronischer Lungenerkrankung besteht ein Nachteil der kontrollierten Beatmung darin, daß physiologische Mechanismen, die sich bei Patienten mit chronischen Lungenerkrankungen eingespielt haben, wie z. B. sekundäre Basenretention bei respiratorischer Azidose, Polyglobulie, Verschiebung der Sauerstoffbindungskurve, Anpassung der Atemmuskulatur sowie die Reflexsteuerung der Atmung über veränderte Baro- und Chemorezeptoren durch die kontrollierte Beatmung unterbrochen werden. Zusätzlich erschwerend kommen eine frühzeitige Ermüdung und Atrophie der Atemmuskulatur und eine Aufhebung des Hustenreflexes hinzu. Schließlich sind noch die Nebenwirkungen der Sedativa und Muskelrelaxantien auf die bronchiale Funktion, den Lungenkreislauf und die systemische Zirkulation zu beachten.

Die bekannten Schwierigkeiten bei der Entwöhnung vom Respirator beruhen auf diesen Fakten. Sie sollten deshalb auch in die Überlegungen bei der Indikationsstellung zur Beatmung, insbesondere bei Patienten mit chronischen Lungenerkrankungen, einfließen.

Die Entscheidung für oder gegen und den Umfang einer Beatmungstherapie kann nicht allein auf der Grundlage pathologischer Blutgasparameter erfolgen. Maximale Therapie einschließlich Beatmung, wenn ja, wie lange und in welchem Umfang? Was ist dem betroffenen Patienten, seinen Angehörigen und dem Pflegepersonal zumutbar? Alle diese Fragen müssen umfassend und rechtzeitig im Konsil mit erfahrenen Kollegen, vorbehandelnden Ärzten sowie dem betroffenen Patienten und seinen Angehörigen besprochen und von allen Beteiligten getragen werden.

Trotz der Fortschritte in der Intensivmedizin ergeben sich immer wieder Situationen, in denen der Krankheitsverlauf eines Patienten mit chronischer Erkrankung therapeutisch wenig beeinflußbar erscheint. Die moderne Intensivmedizin und ihre Möglichkeiten Leben zu erhalten, zwingen deshalb immer wieder zu kritischen Refexionen. Die Entscheidung für oder gegen eine Beatmung bzw. Intensivtherapie sollten dabei auf eine ethisch begründete, rational nachvollziehbare und medizinisch kompetente Grundlage gestellt werden.

Literatur

1. Benzer H (1991) Therapie der respiratorischen Insuffizienz. In: Kilian J, Benzer H, Ahnefeld FW (Hrsg) Gründzüge der Beatmung. Springer, Berlin, S 215–278
2. Benzer H, Kotter W (1987) Strategie der Beatmung. Intesivmed. 24: 214–219
3. Davis PB, Disant'Agenese PA (1978) Assisted ventilation for patients with cystic fibrosis. JAMA 139: 1851–1854
4. Eisen I, Paret G, Vardi A, Augarten A, Szeinberg A, Yahav Y, Barzilay Z (1996) Mechanical ventilation in cystic fibrosis. Israel J Med Sci 32: S244 (abstr)
5. Falke H (1988) Ein zeitgerechtes Konzept der Beatmung. In: Taeger K, Schmucker P, Peter K (Hrsg) Die Lunge – intakte und gestörte Funktion. Perimed, Erlangen, S 78–105
6. Garland JS, Chan YM, Kelly KJ, Rice TB (1989) Outcome of infants with cystic fibrosis requiring mechanical ventilation for respiratory failure. Chest 96: 136–138

7. Hodson ME, Madden BP, Steven MH, Tsang VT, Yacoub MH (1991)Non-invasive mechanical ventilation for cystic fibrosis patients – a potential bridge to transplantation. Eur Repir J 4: 524–527
8. Lloyd-Still JD, Kon-Taik D, Shwachman H (1974) Severe respiratory disease in infants with cystic fibrosis. Pediatrics 53: 678–682
9. Madden BP, Siddiqi AJ, Moran F, Machin A, Hodson ME (1996) The role of nasal intermittent positive pressure ventilation (NIPPV) in cystic fibrosis patients. Israel J Med Sci 32: S205 (abstr)
10. Paditz E (1994) Nächtliche nasale Maskenbeatmung im Kindesalter. Pneumologie 48: 744–748
11. Robinson RJ, Shennib H, Noirclerc M (1994) Slow-rate, high-pressure ventilation: a method of management of difficult sequential double lung transplantation for cystic fibrosis. J Heart Lung Transplant 13: 779–784
12. Sharples MP, Colditz PB, Wilkinson AR (1989) Lethal respiratory failure in preterm infants due to cystic fibrosis. Acta Paediatr Scand 78: 641–643
13. Thomas J (1992) Probleme der Beatmung auf Intensivstationen: Ein praktischer Leitfaden für die Respirator-Therapie. pmi-Verlag, Frankfurt am Main, S 12–14
14. Thomas J (1992) Probleme der Beatmung auf Intensivstationen: Ein praktischer Leitfaden für die Respirator-Therapie. pmi-Verlag, Frankfurt am Main, S 49–55
15. Wagner TOF, Fabel H (1996) Positiv-endexspiratorischer Druck (PEEP) in der Respiratortherapie von restriktiven und obstruktiven Lungenerkrankungen. Pneumologie 50: 225–230
16. Wiebel M, Schulz V (1994) Nichtinvasive Beatmung bei Mukoviszidose anhand zweier Fallbeispiele. Med Klinik 89 (Sondernr.1): 77–79

4 Pathophysiologie, Lungentransplantation, Epidemiologie

Pathophysiology,
lung transplantation,
epidemiology

4.1 Hyperkapnie – Symptom oder protektive Strategie?*

B. Schönhofer

Summary: Hypercapnia: Symptom or Protective Strategy?

Chronic respiratory failure (CRF) is caused by a decrease in the capacity of the respiratory muscles (e.g., neuromuscular diseases) or an increase in load (e.g., kyphoscoliosis or obstructive lung disease) or both. CRF is characterized by hypercapnia and hypoxemia. The degree of hypercapnia is directly related to the increase of the load and decrease of the capacity of the respiratory muscles and acts therefore as an indicator.

Are there strategies of the respiratory muscles which serve to protect themselves from fatal fatigue? From the teleological point of view one could create a hypothesis based on the typical change of breathing patterns in patients with CRF. For example, the increased load due to the compromised lung and chest wall mechanics in patients with severe kyphoscoliosis by a chronic increase of energy consumption leads to energy depletion in the respiratory muscles. As a protective strategy, the work of breathing is decreased below the threshold of respiratory muscle failure via the reduction of tidal volume and minute ventilation, respectively. Simultaneously, the increased breathing frequency compensates for the reduced tidal volume in order to guarantee the neccessary minute ventilation. However, the simultaneous decrease of the alveolar ventilation due to an increased dead space is associated with a reduced gas exchange characterized by hypoxemia and hypercapnia. The respiratory center adapts to the limited capacities of the respiratory muscles, adjusting its output in a way that the work of respiratory muscles will not exceed the muscle fatigue level. Accordingly, the sensitivity of the CO_2 chemoreceptors must be blunted in order to avoid an increase of the breathing drive and to reach a *„permissible hypercapnia". In this hypothesis secondary hypoventilation and hypercapnia, respectively, may be viewed as an intelligent compensating mechanism to the reduced capacity of the respiratory muscles* or increase in load. Furthermore, slowly developing hypoxemia and hypercapnia are compensated by cellular and circulatory adaptation mechanisms.

---

* Vorabdruck mit freundlicher Genehmigung des Steinkopff Verlags. Aus: Intensivmedizin (1997); (erweiterte Fassung des Vortrags auf der Tagung „Nichtinvasive nasale Maskenbeatmung – Brücke zur Lungentransplantation?" 14./15.11.1996 in Dresden)

4.1.1 Generelle Ursachen der Hyperkapnie

CO_2 ist entscheidend an der zentralen Atemregulation beteiligt, da die p_aCO_2-Zunahme unter physiologischen Bedingungen mit einer Atemstimulation einhergeht. Obwohl hierbei eine große Varianz besteht, führt eine Steigerung des inspiratorischen p_aCO_2 um 1 mmHg zur Ventilationszunahme um 1-4 l/min [47]. Bei reduzierter Empfindlichkeit der CO_2-Chemorezeptoren kommt es zur Hyperkapnie ohne adäquate Atemantwort. Eine weitere Ursache für die Hyperkapnie liegt in der atemmechanischen Interaktion zwischen Ventilation und p_aCO_2. Da die Summe der Partialdrucke konstant bleibt führt entsprechend der Gleichung $p_aCO_2 = K'V CO_2 / VA$ eine Hypoventilation zur Hyperkapnie und eine Hyperventilation zur Hypokapnie. In einem geringeren Ausmaß sind auch Gasaustauschstörungen in Form eines Ventilations-Perfusions-Mismatch oder der Zunahme des Verhältnisses von Totraum zu Atemzugvolumen (VD/VT) Ursache der Hyperkapnie [61]. Des weiteren führt die Steigerung der körpereigenen CO_2-Produktion zur Hyperkapnie. Die erhöhte Körpertemperatur von 1° Grad Celsius führt zu einer CO_2-Zunahme von 13% [60]. Für hohe Glukosebelastung konnte nachgewiesen werden, daß es bei unzureichender Ventilation zum Anstieg des p_aCO_2 kommt [9]. Wie weiter unten ausgeführt wird, führen schließlich -iatrogen induzierte Hypoventilation und Inhalation von CO_2-enthaltenden Gasgemischen zu schwergradiger Hyperkapnie (siehe Abschn. „Erkenntnisse am Menschen").

4.1.2 Organbezogene Effekte der Hyperkapnie

Generell ergibt sich aus der Fülle der Publikationen über die Auswirkungen der Hyperkapnie, daß die isolierte Hyperkapnie vom Gesamtorganismus erstaunlich gut toleriert wird. Bereits 1937 wurde hierzu von PETERS und VAN SLYKE formuliert „... CO_2 excesses is unlikely of itself to be dangerous or even serious significance" [46]. Eine allmähliche Zunahme des p_aCO_2, die erst nach 1-2 Tagen den maximalen Wert erreicht, in Kombination mit einer gesicherten Oxygenierung sind die wesentlichen Voraussetzungen für eine Minimierung der Hyperkapnie-induzierten Nebenwirkungen. Die meisten Nebenwirkungen der akut einsetzenden Hyperkapnie gehen auf die intrazellulären Azidose zurück; die im weiteren beschriebenen Kompensationsmechanismen gleichen die Azidose jedoch in kurzer Zeit wieder aus.

Zelluläre Ebene

Die zelluläre Kompensation bei Hyperkapnie, die zur Stabilisierung des intrazellulären pH (pHi) führt, besteht im Wesentlichen aus 3 Mechanismen:
1. der zellulären Pufferkapazität [2],
2. der Modifikation des zellulären Metabolismus [30],
3. dem transmembranösen Ionentransport (Protonenpumpen zur Ausschleusung von H^+) [12].

Die Potenz der zellulären Kompensationsmechanismen konnte in der Vergangenheit wiederholt tierexperimentell gezeigt werden. So führte z. B. im Rattenversuch die schrittweise Steigerung des p_aCO_2 auf schließlich 260 mmHg innerhalb von 45 min lediglich zu einer zweifachen Zunahme der H^+ Konzentration, während im Plasma eine fünffache Steigerung gemessen wurden [53]. Darüberhinaus wurde bei gleichzeitig fehlender Hypoxämie die intrazelluläre Azidose gut toleriert; so hinterließ eine längerdauernde respiratorische Azidose mit pHi zwischen 6,2–6,5 keine bleibenden Schaden am Rattengehirn [7; 33].

Sauerstoffaufnahme und -transport

Entsprechend der Alveolargleichung (Summe der Partialdrucke der Einzelgase O_2, CO_2, N_2 ist gleich atmosphärischem Wasserdampfdruck), die das equimolare Verhalten von p_aO_2 und p_aCO_2 beschreibt, führt eine Zunahme von p_aCO_2 zur Abnahme von p_aCO_2. Beim Atmen von Raumluft ohne gleichzeitige CO_2-insufflation steigt der p_aCO_2 maximal bis etwa 100 mmHg. Erst mit zusätzlicher O_2-insufflation kann der p_aCO_2 über 100 mmHg ansteigen, da der Stickstoff besser durch O_2 ausgewaschen wird.

Die Sauerstoffsättigungskurve erfährt infolge der Hyperkapnie eine Rechtsverschiebung. Diese führt durch Abnahme der Hämoglobin-Sauerstoff-Affinität zur Zunahme der Sauerstoffabgabe in der Peripherie. Ein weiterer Kompensationsmechanismus der Hyperkapnie-assoziierten Hypoxämie besteht in der Zunahme des cardiac output, die ihrerseits zur Verbesserung des Sauerstofftransports führt [5]. Dennoch kann bei zusätzlicher Gasaustauschstörung der Lunge und gleichzeitig fehlender O_2-Insufflation die reduzierte O_2-Aufnahmekapazität des Hämoglobins zur relevanten Desaturation führen.

Kardiovaskukäres System

Bei der akut auftretenden respiratorischen Azidose wurde eine komplett reversible Beeinträchtigung der Myokardkontraktilität beschrieben [55]. Neben der Abnahme der Kontraktilität kam es im Hundeversuch zur Zunahme sowohl des enddiastolischen als auch des endsystolischen Volumens [59]. Dieser negative Effekt der Hyperkapnie wird jedoch kompensiert durch die gleichzeitig nachweisbare Stimulation des zentralen und peripheren Nervensystems [4]. Als Ausdruck eines gesteigerten Sympathikotonus und vermehrten Catecholaminausschüttung ist die hämodynamische Reaktion des großen Kreislaufs auf Hyperkapnie gekennzeichnet durch Zunahme des cardiac output, des Schlagvolumens sowie eine Abnahme des peripheren Gefäßwiderstands [4; 44].

CO_2 ist ein relevanter Koronardilatator, der zur Zunahme der Koronardurchblutung führt. Zusätzlich kommt es infolge des Sympathikotonus zur koronaren Hyperperfusion [62]. Es besteht daher die prinzipielle Gefahr des „Steal effects", bei dem gesundes Myokard hyperperfundiert und ischämisches Myokard relativ unterversorgt werden. Die praktische Relevanz dieser Befunde bleibt allerdings offen.

Für den pulmonalen Kreislauf wurde eine Hyperkapnie-induzierte Vasokonstriktion mit nachfolgender pulmonalarterieller Hypertonie beschrieben [28; 57]. Dieser vasokonstriktorische Effekt ist jedoch als mild einzustufen [60] und die praktische Relevanz im Langzeitverlauf muß noch in zukünftigen Studien abgeklärt werden.

Zentralnervensystem

Der pH des extrazellulären Kompartiments (pHe) bestehend aus interstitieller und extrazellulärer Flüssigkeit ist im Gegensatz zum pHi nicht mit den oben beschriebenen Kompensationsmechanismen ausgerüstet, so daß er weitgehend mit dem arteriell gemessenen pH übereinstimmt. Der zerebrale Blutfluß nimmt mit der p_aCO_2-Zunahme um 1 mmHg um 6% zu [15]. Hyperkapnie dilatiert direkt die zerebralen Arteriolen und senkt den Gefäßwiderstand; durch physiologische Adaptationsmechanismen ist diese Gefäßdilatation binnen 1-2 Tagen reversibel [37]. Im Sinne des „steal effect" kann es bei vorgeschädigten Hirnstrukturen zur regionalen Minderperfusion kommen, da in diesen Arealen die CO_2-induzierte Hyperperfusion nicht stattfindet [34]. Vor allem bedingt durch die Hyperperfusion führt Hyperkapnie zur Zunahme des intrakraniellen Drucks [32]. Es kommt jedoch meist zu keinem oder nur geringgradig ausgeprägtem Hirnödem [7; 39] mit den klinischen Zeichen von Kopfschmerzen, Übelkeit und Müdigkeit [33].

CO_2 ist ein potentes Narkotikum. In der Chirurgie wurde die „ CO_2-Narkose" erstmals 1824 tierexperimentell von HICKLING [24] untersucht. Wesentliche Ursachen der Narkose infolge akut einsetzender Hyperkapnie sind zerebrospinale und intrazelluläre Azidose sowie die direkte Transmitterinhibition an der Synapse [43]. Dennoch ist die Manifestation der CO_2-Narkose darüberhinaus abhängig von multiplen Ursachen wie z. B. der Anstiegsdynamik der Hyperkapnie, dem Grad der gleichzeitig bestehenden Oxygenierung, dem Ausmaß der renalen Bicarbonatretention und dem Allgemeinzustand des Patienten.

Quergestreifte Muskulatur

Die akut auftretende Hyperkapnie führt auch bei der quergestreiften Muskulatur zur Abnahme der Kontraktilität [20]. Auch für das Zwerchfell ließ sich nach akuter Erhöhung des p_aCO_2 auf 54 mmHg eine Einbuße der Belastbarkeit nachweisen [25]. Die zugrundeliegenden Mechanismen bleiben letztlich offen; diskutiert werden neben der Abnahme der Ca-Troponin Affinität, die Abnahme der Glykolyserate und ATP-Resyntheserate sowie die Zunahme der Affinität zwischen Ca und sarkoplasmatischen Retikulum [25]. Die Auswirkungen der chronischen Hyperkapnie auf das ansonsten unbeeinträchtigte Zwerchfell sind bisher nicht systematisch untersucht. Nach unserer klinischen Erfahrung mit Patienten, die an primär zentral bedingter Hypoventilation leiden (z. B. bei Undines Fluch Syndrom), sind Kraft und Ausdauer des Zwerchfells trotz chronisch bestehender Hyperkapnie nicht relevant reduziert.

4.1.3 Toleranz der Hyperkapnie

Tierversuch

Bei gleichzeitig ausreichender Oxygenierung besteht eine beeindruckend geringe Toxizität auch einer schwergradiger Hyperkapnie. So überlebten Hunde eine schrittweise Steigerung des p_aCO_2 (> 500 mmHg) bei einem $FiCO_2$ von maximal 70% (arterieller pH zwischen 6,2–6,5) ohne Folgen [22]. Im Rattenversuch überlebten die Tiere unter hyperbaren Bedingungen eine CO_2-Exposition von 50% über 15 Minuten mit resultierendem p_aCO_2 von ca. 750 mmHg und pH von 6,2 ohne Spätschäden [63].

Erkenntnisse am Menschen

Unter verschiedenen Bedingungen ergaben sich Erkenntnisse zur Auswirkung der Hyperkapnie beim Menschen. Medizinhistorisch von Interesse ist, daß die ersten Erfahrungen zu dieser Thematik in zum Teil heroisch anmutenden Studien gemacht wurden. So atmeten freiwillige gesunde Probanden 7–14% CO_2 über 10–20 Minuten mit maximalen p_aCO_2-Werten im Blut von 101 mmHg; die meisten Probanden verloren das Bewußtsein; kardiovaskuläre Nebenwirkungen oder Spätschäden wurden nicht beobachtet [13; 52]. Nach ungewollter CO_2-Applikation im Rahmen einer Halothannarkose, die zu einem p_aCO_2 von 248 mmHg und pH von 6,86 führte, beschrieben die Autoren außer unspezifischen benignen Arrhythmien weder während der Narkose etwas Auffälliges noch traten Spätfolgen auf [46]. Auch kürzlich wurde von inadäquater mechanischer Ventilation mit extremer Hyperkapnie (p_aCO_2 > 300 mmHg, pH 6,6) berichtet, die von den Patienten binnen 24 Stunden folgenlos überstanden wurde [36; 42].

Die retrospektive Analyse von ca. 4500 Krankenakten einer pädiatrischen Intensivstation ergab bei 5 beatmeten Kindern eine ungewollte respiratorische Azidose infolge „Supercarbia" [19]. Zwischen 35 und 420 Minuten bestand ein p_aCO_2 von 155–269 mmHg bei einem p_aO_2 zwischen 63–175 mmHg, pH zwischen 6,75–7,1; keines der Kinder litt 24 Stunden nach dem jeweiligen Ereignis unter bleibenden Schäden.

Pharmakotherapie der respiratorischen Azidose

Obwohl bisher keine spezifischen Daten zur medikamentösen Behandlung der respiratorischen Azidose existieren, erscheint es gerechtfertigt, hierbei auf die Studien zur Behandlung der metabolischen Azidose mit Bikarbonat oder anderen die Azidose ausgleichenden Pharmaka zurückzugreifen. Wiederholt konnte gezeigt werden, daß die Infusion von Bikarbonat zur weiteren Steigerung der intrazellulären Azidose sowie Verschlechterung der Gewebeoxygenierung und der Hämodynamik führt [26]. Es bestehen sogar Hinweise, daß die extrazelluläre Azidose gewisse zellprotektiven Eigenschaften hat [21]. Daraus kann gefolgert

werden, daß keine medikamentöse Korrektur der respiratorischen Azidose
erfolgen sollte.

4.1.4 Hyperkapnie bei überlasteter Atemmuskulatur

Eine chronische Überlastung der Atempumpe führt zur Ermüdung mit konsekutiver Hypoventilation. Die „ventilatorische Insuffizienz" ist charakterisiert
durch Hyperkapnie und Hypoxämie. Das Ausmaß der Hyperkapnie entspricht
dem Schweregrad und hat daher eine Indikatorfunktion [51]. Zwei grundsätzlich verschiedene Ursachen führen zur chronisch ventilatorischen Insuffizienz:
Die chronische Über- oder Fehlbelastung einer an sich gesunden Inspirationsmuskulatur (z. B. bei chronisch obstruktiver Lungenerkrankung, Lungenemphysem, Post-Tuberkulosesyndrom, Torsionsskoliose, Obesitas-Hypoventi-
lationssyndrom; im Spätstadium: Lungenfibrose und Mukoviszidose) oder eine
genuine Schwäche bei Erkrankungen aus dem neuromuskulären Formenkreis
(z. B. Muskeldystrophien, Amyotrophe Lateralsklerose und Post-Poliomyelitis-
Syndrom). Die folgenden Ausführungen gelten nicht für die genuin zentralen
Hypoventionssyndrome, die mit einer echten Störung des Atemzentrums und
zumindest primär nicht mit einer beeinträchtigten Atemmuskulatur einhergehen [23].

Hyperkapnie – ein protektiver Mechanismus

Zur Pathogenese der Ermüdung der Atemmuskulatur besteht kein einheitliches
Konzept [51]. Gestützt auf tierexperimentelle Ergebnisse ist im Sinne einer
hypothetischen Modellbetrachtung der kausale Zusammenhang zwischen chronischer Ermüdung der Skelettmuskulatur und mangelndem Substratangebot in
Form der reduzierten Energiespeicher (Glykogendepletion) von Bedeutung [51].
Diese Hypothese bietet einen Erklärungsansatz, der zum Verständnis zahlreicher
experimenteller Befunde und klinischer Beobachtungen beiträgt. Modellhaft
ausgedrückt schützt die mit einer Änderung des Atemmusters einhergehende
aktive Reglerverstellung die gefährdete Atempumpe vor der letalen Erschöpfung
[48; 51].
Bei der Torsionsskoliose oder dem Lungenemphysem zum Beispiel führt eine
chronische Belastungssituation tagsüber infolge des schon bei üblicher Belastung
vermehrten Energiesubstratverbrauchs zur Reduktion der Energiespeicher. Damit nicht alle Reserven verbraucht werden, kommt es durch Abnahme des
Atemzugvolumens zu einer kompensatorischen Reduktion der Atemarbeit
unter die drohende Erschöpfungsschwelle [49]. Um bei reduziertem Atemzugvolumen ein gewisses Atemminutenvolumen zu garantieren, führt die begleitende
Atemfrequenzsteigerung zum schnellen flachen Atmen („rapid shallow breathing"). Diese Konstellation hat für die Atempumpe den günstigsten Wirkungs-
grad [10]. Infolge der vermehrten Totraumventilation verschlechtert sich jedoch
der Gasaustausch sichtbar in Form der Hyperkapnie und Hypoxämie. Damit das
Atemzentrum auf den an sich physiologischen hyperkapnischen Atemantrieb

nicht mit der energieverbrauchenden Hyperventilation reagiert, erfolgt eine entsprechende Absenkung der Schwelle der CO_2-Reglerantwort [18].

Diese sekundäre Hypoventilation bei chronischer Fehl- bzw. Überlastung oder bei genuiner Schwäche der Atemmuskulatur, die klinisch als ventilatorische Insuffizienz mit der erwähnten konsekutiven Hyperkapnie und Hypoxämie imponiert, tritt als „intelligenter" Kompensationsmechanismus bei den unterschiedlichen Krankheitsbildern völlig gleichartig auf [3; 48; 51].

Hyperkapnie – ein Prognosefaktor?

Es besteht ein Kontroverse bezüglich der Frage, ob der Hyperkapnie bei den chronisch obstruktiven Lungenerkrankungen (COPD) ein eigenständiger Stellenwert als Prognosefaktor zukommt. VITACCA und Mitarbeiter untersuchten retrospektiv 16 COPD-Patienten, die sich infolge einer respiratorischen Insuffizienz auf einer Intensivstation befanden [58]. Im Gegensatz zur gematchten Kontrollgruppe, die sich in den vorhergehenden 2 Jahren in einem stabilen Zustand befanden, kam es bei den intensivpflichtigen Patienten im gleichen Zeitraum neben einer Verschlechterung der Lungenfunktion (z. B. FEV_1: von 28 auf 22% des Sollwertes) zur weiteren Zunahme der Hyperkapnie mit p_aCO_2 von im Mittel 56 auf 60 mmHg. Der wesentliche Kritikpunkt an dieser Studie ist, daß die eingeschlossenen Patienten eine intensivpflichtige Negativselektion der Patienten darstellen und damit ein Bias die Ergebnisse möglicherweise verfälscht.

Zu ähnlichen Schlußfolgerungen kamen COOPER und Mitarbeiter, die über einen Zeitraum von 12 Jahren beobachteten, daß die COPD-Patienten mit einem p_aCO_2>45 mmHg eine höhere Mortalität (29 von 57 Patienten) aufwiesen als die normokapnischen Patienten (3 von 15 Patienten) [8].

In der 1981 veröffentlichten MRC Studie zur Relevanz der Sauerstoff-Langzeittherapie bei COPD-Patienten ergab die Analyse am 500.Tage nach Studienbeginn eine erhöhte Mortalität von 61% für die Patienten mit Polyglobulie und Hyperkapnie im Vergleich zur Kontrollgruppe (17%) [35].

Im Gegensatz hierzu erwies sich die Hyperkapnie bei COPD-Patienten in der Studie von DUBOIS et al. als positiver Prädiktor bzgl. der Senkung des Mortalitätsrisikos [14]. In einem Beobachtungszeitraum von 3 Jahren lag das Mortalitätsrisiko bei $p_aCO_2 < 34$ mmHg (n = 14 Patienten) bei 1,9; bei p_aCO_2 zwischen 34–46 mmHg (n = 116 Patienten) bei 1,14 und bei $p_aCO_2 > 46$ mmHg (n = 140 Patienten) bei 0,86. Negative Prädiktoren waren der reduzierte Transferkoeffizient, ein reduziertes intrathorakales Gasvolumen, das höhere Alter, reduziertes FEV_1 und p_aO_2 unter O_2-insufflation< 65 mmHg.

Kürzlich wurde der protektive Effekt der Hyperkapnie in einer epidemiologischen Studie aus der ANTADIR-Gruppe beeindruckend bestätigt [6]. Insgesamt 5002 Patienten wurden entsprechend ihres p_aCO_2-Ausgangswerts in einem mindestens 3 Jahre dauernden „follow-up" in 8 Kategorien eingeteilt. Die Patientengruppe mit $p_aCO_2 < 39$ mmHg wies in diesem Zeitraum mit > 50% die höchste Mortalitätsrate auf; im Vergleich dazu war die Überlebensrate der Patienten mit p_aCO_2 zwischen 45 und 65 mmHg günstigster. Die 3-Jahres-Mortalität in der Gruppe mit dem höchsten p_aCO_2 (> 65 mmHg) war mit ca. 45% am niedrigsten.

Neben der COPD liegen insbesondere für Patienten mit pulmonalem Post-Tuberkulosesyndrom und gleichzeitiger Sauerstoff-Langzeittherapie ebenfalls Ergebnisse zum p_aCO_2 als Prognosefaktor vor. Ström et al. beobachtete 227 Patienten über mindestens 28 Monate und fand, daß ein $p_aCO_2 < 41,5$ mmHg mit einem erhöhten Mortalitätsrisiko [1; 64] und im Vergleich hierzu ein $p_aCO_2 > 41,5$ mmHg mit einem reduzierten Risiko von 1 verbunden war [54]. In einer weiteren Studie war in einem Beobachtungszeitraum von 5 Jahren bei einem hyperkapnischen Patientenkollektiv (n = 846, p_aCO_2 = 59 ± 7 mmHg)) die Überlebensrate 47,5%; bei dem Vergleichskollektiv (n = 519) mit einem p_aCO_2 von 44±6 mmHg war die Überlebensrate mit 41,2% geringer [1].

Therapeutisch induzierte Hyperkapnie zur Entlastung der Atempumpe

Sauerstoff. Entsprechend der Adaptation der Chemorezeptorsensibilität bei chronisch bestehender Hyperkapnie und Hypoxämie ist die Sensibilität der Rezeptoren für CO_2 reduziert. Damit fehlt der physiologische Hyperkapnie-induzierte Atemstimulus. An dessen Stelle tritt der Hypoxie-bedingte Stimulus der peripheren O_2-Rezeptoren im Carotissinus. Die O_2-Therapie führt besonders in diesem Fall zur weiteren Abnahme des Atemantriebs mit Zunahme der Hypo-

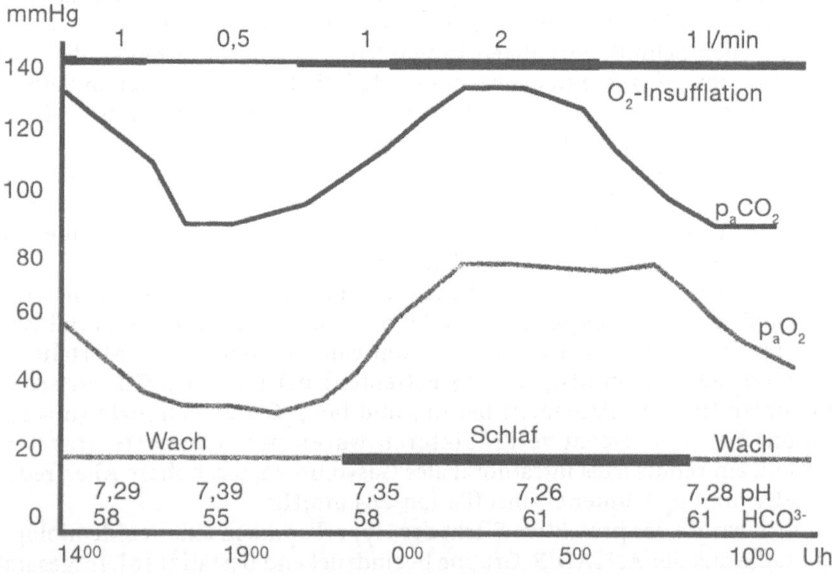

Abb. 4.1. 43jährige Patientin mit einer sich progredient verschlechternden COPD (FEV1: 0,6 l, FEV1 32% VC) vom Pink-puffer-Typ. Eine Beatmung wurde prinzipiell abgelehnt; trotz hoher p_aCO_2-Werte blieb die Patientin am Tage bewußtseinsklar; infolge extremer Bikarbonatretention entwickelte sich nur eine relativ geringe Azidose. Nach Erhöhung des O_2-Flows auf 2 l/min kam es zur weiteren Zunahme dies p_aCO_2 mit konsekutivem Schlaf im Sinne der „CO_2-Narkose", die am folgenden Morgen durch Reduktion der O_2-Gabe prompt sistierte. Während des Beobachtungszeitraum bestand keine kardiovaskuläre oder hämodynamische Beeinträchtigung

ventilation und konsekutiver Hyperkapnie. In diesem Zusammenhang hat die Lehre, daß die Insufflation von O_2 kontraindiziert sei, eine lange Tradition [27]. Im Gegensatz hierzu ist nach dem Konzept der Entlastung der Atempumpe die O_2-induzierte allmähliche Zunahme der Hypoventilation unter klinischer Überwachung durchaus wünschenswert. Bei erhaltener Nierenfunktion wird die resultierende respiratorische Azidose binnen weniger Stunden infolge der gesteigerten Bikarbonatretention metabolisch nahezu komplett kompensiert Die O_2-induzierte Zunahmen der Hypoventilation stellt einen suffiziente Entlastung der Atempumpe da; mit der so erreichbaren Reduktion der Atemarbeit sind Abnahme der Dyspnoe und Agitation verbunden. Bei gleichzeitig nachweisbarer allmählicher Zunahme der Hyperkapnie bis in Bereiche zwischen 100 und 140 mmHg muß aber nicht zwingend mit einer CO_2-Narkose einhergehen (Abb. 4.1).

Morphium.　Analog zu den neuen Erkenntnissen zu den die Atemmuskulatur entlastenden Eigenschaften der O_2-vermittelten Induktion oder Steigerung der Hyperkapnie sollte ebenfalls ein Umdenken erfolgen bzgl. der bisher weitgehend akzeptierten Lehrmeinung zur Morphiumtherapie bei Erkrankungen, die mit einer Überlastung der Atempumpe einhergehen.

Die theoretischen Grundlagen dieser Überlegungen entstammen im Wesentlichen neueren Erkenntnissen der Atmungsphysiologie. Petrozzini et al. wiesen nach, daß die lokal im Zwerchfell nachweisbare Laktatazidose in einer experimentell überlasteten Atemuskulatur der spezifische Stimulus für die ins Atemzentrum meldenden Afferenzen (C-Fasern) ist [40]. Dieser Reiz induziert eine regionale Zunahme von endogenen Opioiden am Atemzentrum. Diese Endorphine reduzieren den „respiratorischen Output" mit nachfolgender Abnahme des Atemminutenvolumen, konsekuitver Hyperkapnie und hiermit verbundener Entlastung der Atemmuskulatur. An diese pathophysiologischen Erkenntnisse anknüpfend haben wir seit Jahren Erfahrung mit Morphiumgabe in der Notfallmedizin von Patienten mit einer belasteten Atemmuskulatur. Bei chronischer Belastung der Atempumpe hat der Organismus Zeit, die Hypoventilation als den wesentlichen Kompensationsmechanismus zu entwickeln. Kommt es bei einer akut einsetzenden schwergradigen Überlastung der Atempumpe (z. B. beim Status asthmaticus oder bei infektexazerbierter COPD) nicht zu den erforderlichen entlastenden Kompensations- bzw. Adaptationsmechanismen, dann droht der letale Ausgang infolge einer Erschöpfung der Atempumpe.

So läßt sich durch Gabe von Morphium unter intensivmedizinischen Bedingungen bei sonst maximal therapierten spontan atmenden Patienten z. B. im Status asthmaticus oder mit infektbedingter Exacerbation einer COPD eine Reduktion der Atempumpenbelastung unter die Erschöpfungsschwelle erreichen. Bei nicht konsequent an der Entlastung der Atempumpe orientierter Therapie droht diesen Patienten die manifeste Erschöpfung der Atempumpe mit nachfolgender Intubation und maschineller Beatmung (Abb. 4.2).

Nicht nur als Akuttherapie ist die i. v. Gabe von Morphium sinnvoll, sondern auch in Form der chronischen Einnahme von retardiertem Morphium haben wir über einen Zeitraum bis zu 2 Jahren bei Patienten mit einem Emphysem vom pink puffer-Typ parallel zur Zunahme der Hyperkapnie, eine Abnahme der Dyspnoe sowie des Atemantriebs beobachtet (Abb. 4.3). Die hierzu veröffentlichten

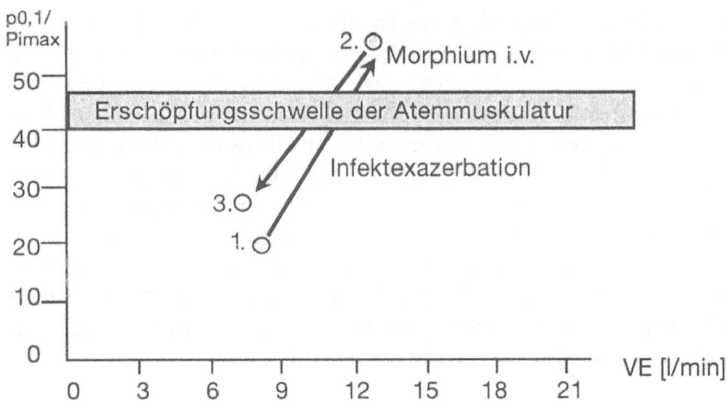

Abb. 4.2.   Infolge Infektexazerbation kam es bei diesem 67jährigen COPD–Patienten zum akut respiratorischen Versagen. Die Messung der aktuellen Belastung der Atempumpe (hier als Quotient „po.1/Pimax" ausgedrückt) zeigt einen typischen Verlauf: Im stabilen Zustand vor dem Infekt (1.) liegt die Belastung der Atempumpe bei einem Atemminutenvolumen (VE) von 8,7 l/min bei ca. 20% des maximal möglichen Wertes. Die Infektexacerbation geht mit einer Zunahme des VE (auf ca. 12 l/min) und einer extremen Mehrbelastung der Atempumpe oberhalb der Erschöpfungsschwelle einher (2.); es droht die Beatmungspflichtigkeit. Nach i. v. Gabe von 10 mg Morphium über 10 Minuten kommt es durch die induzierte Reduktion des VE zu einer deutlichen Entlastung der Atempumpe (3.); der Patient muß im weiteren Verlauf nicht beatmet werden

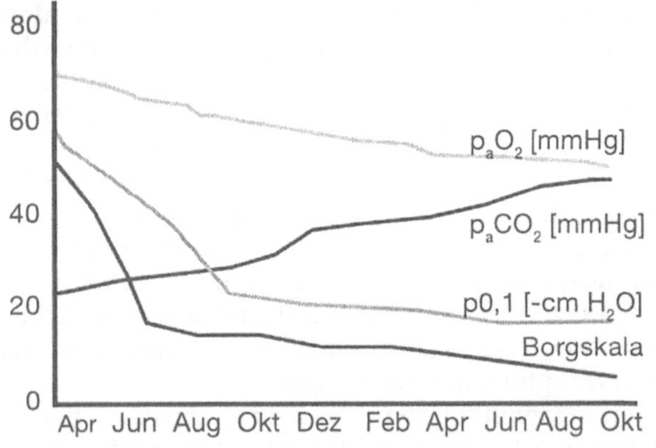

Abb. 4.3.   Langzeitbeobachtung bei 69jährigem Patienten vom Pink–Puffer–Typ unter oraler Einnahme von 3mal 10 mg Morphium. Die Dyspnoeempfindung wurde mittels visueller Analogskala (nach BORG) erfaßt. Der inspiratorische Mundverschlußdruck „po.1" steht im proportionalen Verhältnis zum Atemantrieb

Studien sind bei unterschiedlichem Design und Dosierung nicht miteinander vergleichbar und kommen zu widersprüchlichen Ergebnissen [16; 64 u. a.].

Folgezustände bei chronischer Hyperkapnie

Teleologisch betrachtet bezahlt der Organismus für die zur Aufrechterhaltung des höheren Gutes „Überleben" notwendigen Kompensationsmechanismen einen

Preis. Zunächst reduziert jeder Kompensationsmechanismus den jeweiligen Regelbereich. So führt z. B. die zunehmende Einschränkung der körperlichen Aktivität zwar einerseits zur gewünschten Reduktion der energieverbrauchenden Ganzkörper- und Atemarbeit, sie geht aber andererseits mit einer Abnahme der Lebensaktivität bzw. der Lebensqualität einher (SCHÖNHOFER, eingereicht zum Druck). Darüberhinaus sind die pulmonale Hypertonie, die sekundäre Polyglobulie und die Reduktion von 2,3 DPG ebenfalls Adaptationsmechanismen an die gleichzeitig bestehende chronische Hypoxämie [51].

4.1.5 „Permissive Hyperkapnie" als defensives Beatmungsprinzip

Unter dem Stichwort „permissiven Hyperkapnie" hat sich in den letzten Jahren eine liberalisierte Form der mechanischen Ventilation vor allem in der Therapie der ARDS-Lungen durchgesetzt [17; 26; 56]. Das Ziel der hiermit verbundenen defensiven Beatmungsmuster (reduzierte Volumina und Drucke) besteht in der Protektion des Lungenparenchyms. Die dem reduzierten Atemminutenvolumen folgende Hyperkapnie bzw. respiratorische Azidose werden bewußt akzeptiert. Entsprechend der Richtlinien sollten die Atemwegsspitzendrucke< 35 cm H_2O, die Hubvolumina< 5–7 ml/kg Körpergewicht liegen [26]. HICKLING und Mitarbeiter haben in einer unkontrollierten Studie bei 50 beatmeten Patienten mit ARDS einen mittleren p_aCO_2 von 59 mmHg (pH: 7,23 ± 0,1) zugelassen [24]. Hierdurch ließ sich die Mortalität im Vergleich zum historischen Kontrollkollektiv von 39,5% auf 15% reduzieren.

Größere Fallzahlen aus verschiedenen Studien zeigen auch in diesem Zusammenhang, daß mit der permissiven Hyperkapnie keine wesentlichen negativen Nebenerscheinungen verbunden sind [17; 26; 56]. Nicht nur beim ARDS, sondern auch bei der Beatmung von Patienten mit schwergradig ausgeprägtem Asthma bronchiale im Status hat sich die defensive mechanische Ventilation mit nachfolgender permissiver Hyperkapnie als praktikable Strategie erwiesen. In einer nicht kontrollierten Studie zeigten DARIOLI und PERRET bei 26 Patienten mit schwergradigem Asthma bronchiale während 34 Beatmungsvorgängen, daß es unter konsequenter Anwendung der permissiven Hyperkapnie zu keinem Todesfall kam [11]; trotz fehlender Kontrollgruppe ergab der Vergleich mit dem historischen Kontrollkollektiv eine eindrucksvolle Reduktion der Mortalität.

4.1.6 Kontraindikationen für permissive Hyperkapnie

Entsprechend der oben aufgeführten Zunahme der Hirnperfusion sowie des Hirndrucks stellen relevante Erkrankungen des Gehirns wie z. B. Trauma, Blutung, Hirnödem oder intrakranielle Raumforderung vermutlich eine absolute Kontraindikation für die permissive Hyperkapnie dar. Darüberhinaus sind relative Kontraindikationen die Hypovolämie, da die Hyperkapnie zu einer weiteren Kreislaufdepression führen kann. Desweiteren ist Hyperkapnie bei schwergradiger therapierefraktärer Hypoxämie, renalem Versagen sowie der

Herzinsuffienz nur unter besonderen Ausnahmebedingungen und strenger intensivmedizinischer Überwachung akzeptabel.

Zusammenfassung

Zusammenfassend betrachtet und insbesondere aufgrund der oben beschriebenen Erkenntnisse der letzten Jahre zur Hypoventilation und der Bedeutung der Hyperkapnie sind die Richtlinien zur Sauerstoffgabe und Morphiumgabe bei akuter respiratorischer Insuffizienz in der alten Version nicht mehr aktuell. Die kürzlich veröffentlichten neuen Richtlinien tragen diesen Erkenntnissen Rechnung [29]. Unserer Verantwortung bewußt und ohne einer generellen Liberalisierung das Wort zu reden, wollen wir mit diesem Beitrag den interessierten Leser in die Komplexität dieser Thematik einführen. Sowohl die O_2- als auch die Morphiumtherapie bei Patienten mit vorbestehender Hyperkapnie oder hierunter neu auftretender Hyperkapnie sollten zumindest in der Enstellungsphase nur unter konsequenter Anbindung der Patienten an eine intensivmedizinische Überwachung und unter Beaufsichtigung eines mit der spezifischen Problematik erfahrenen Arztes erfolgen.

Nach Abwägung von Vor- und Nachteilen der Hyperkapnie überwiegen die Vorteile in Form der mit ihr verbundenen protektiven Eigenschaften. In diesem Zusammenhang faßt der von T. L. PETTY stammende Satz unter der Überschrift *„ CO_2 can be good for you"* den Sachverhalt treffend zusammen: „The bronchodilating, vasodilatating and restful narcotisation from CO_2 retention had provided a therapeutic effect rarely appreciated by those who would always intervene with mechanical ventilation...Of course he will sleep again – and in peace – but, as I have observed over the years the final sleep may be months or years in the future."[41]

Aus Gründen der Übersichtlichkeit wurde in diesem Artikel auf die Therapieformen der nichtinvasiven Heimbeatmung bei chronischer ventilatorischer Insuffizienz, der Akutintervention mit Maskenbeatmung bei akut respiratorischer Insuffizeinz und die Problematik des weaning vom Respirator bei Langzeitbeatmeten nicht näher eingegangen. Die O_2- und Morphiumtherapie stehen nicht in Konkurrenz zu den verfügbaren Beatmungsformen, sondern sind komplementäre Maßnahmen im Behandlungsspektrum bei Patienten mit überlasteter Atemmuskulatur. An dieser Stelle sei auf die Richtlinien zur Indikation der intermittierenden Selbstbeatmung verwiesen [31].

Literatur

1. Aida A, Miyamoto K, Nishimura M, Kawakami Y, Aiba M, Kira S (1994) Effect of hypercapnia on survival of patients with long-term oxygen therapy: Comparison between patients with COPD and sequelae of pulmonary tuberculosis. Am J Respir Crit Care Med 149: A183
2. Albelda SM, Gefter WB, Kelley MA, Epstein DM, Miller WT (1983) Ventilator-induced subpleural air cysts: clinical, radiographic, and pathologic significance. Am Rev Respir Dis 127: 360–365
3. Bégin P, Grassino A (1991) Inspiratory muscle dysfunction and chronic hypercapnia in chronic obstructive pulmonary disease. Am Rev Respir Dis 143: 905–912

4. Blackburn JP, Conway CM, Leigh JM, Lindop MJ, Reitan JA, (1972) p_aCO_2 and the preejection period; the p_aCO_2/inotropy response curve. Anesthesiology 37: 268–276

5. Boekstegers P, Weiss M (1990) Tissue oxygen partial pressure distribution within the human skeletal muscle during hypercapnia. Adv Exp Med Biol 277: 525–531

6. Chailleux E, Fauroux B, Binet F, Dautzenberg B, Polu JM (1996) Predictors of survival in patients receiving domociliary oxygen therapy or mechanical ventilation. 109: 741–749.

7. Cohen Y, Chang LH, Litt L, Kim Fm Severinghaus JW, Weinstein PR Davis Rl, Germano i, James TL (1990) Stability of brain intracellular lactate and 31P-metabolite levels at reduce intracellular pG during prolonged hypercapnia in rats. J Cereb Blood Flow Metab 10:277–284

8. Cooper CB, Waterhouse J, Howard P (1987) Twelve year clinical study of patients with hypoxic cor pulmonale given long term domociliary oxygen therapy. Thorax 42: 105–110

9. Covelli HD, Black JW, Olsen MS, Beekman JF (1981) Respiratory failure precipitated by high carbohydrate loads. Ann Intern Med 95: 579–581

10. Criée CP (1988) Analysis of inspiratory mouth pressures. Prax Klin Pneumol 42: 820–826

11. Darioli A, Perret C (1984) Mechanical controlled hypoventilation in status asthmaticus. Am Rev Respir Dis 129: 385–387

12. Dreyfuss D, Soler P, Basset G, Saumon G (1988) High inflation pressure pulmonary edema. Respective effects of high airway pressure, high tidal volume and positive end-expiratory pressure. Am Rev Respir Dis 137: 1159–1164

13. Dripps RD, Comroe JH (1947) The respiratory and circulatory response of normal man to inhalation of 7.6 and 10.4 percent CO_2 with a comparison of the maximal ventilation produced by severe muscle exercise, inhalation of CO_2 and maximal voluntary hyperventilation. Am J Physiol 149: 43–51

14. Dubois P, Jamart J, Machiels J, Smeets F, Lulling J (1994) Prognosis of severely hypoxemic patients receiving long-term oxygen therapy. Chest 105: 469–474

15. Edvinsson L, McKenzie ET, , Mc Culloch J (1993) Cerebral blood flow and metabolism. Chap.4.2: Changes in arterial gas tension. New York: Raven Press: 524–552

16. Eiser N, Denman WT, West C, Luce P (1991) Oral diamorphine: lack of effects on dyspnoea and exercise tolerance in the "pink puffer" syndrome. Eur Respir J 4: 926–931

17. Feihl F, Perret C (1994) Permissive hypercapnia. Am J Respir Crit Care Med 150: 1722–1737

18. Glauser FL, Fairman RP, Bechard D (1987) The causes and evaluation of chronic hypercapnea. Chest 91:755–759

19. Goldstein B, Shannon DC, Tordes ID (1990) Supercarbia in children: Clinical course and outcome. Crit Care Med 18: 166–168

20. Gomes Vianna L, Koulouris N, Lanigan C, Moxham J (1990) Effect of acute hypercapnia on limb muscle contractility in humans. J Appl Physiol 69: 1486–1493

21. Gores GJ, Nieminen AL, Fleishman KE, Dawson TL, Herman B, Lemasters JJ (1988) Extracellular acidosis delays onset of cell death in ATP-depleted hepatocytes. Am J Physiol 255: C315–322

22. Graham GR, Hill DW, Nunn JF (1960) Die Wirkung hoher CO_2-Konzentrationen auf Kreislauf und Atmung. Toleranz und "Supercarbie". Der Anaesthesist 9: 70–73

23. Guilleminault C, McQuitty J, Ariagno RL, Challamel MJ, Korobkin R, McClead RE (1982) Congenital central alveolar hypoventilation syndrome in six infants. Pediatrics 70(5): 684–694

24. Hickling KG, Henderson SJ, Jackson R (1990) Low mortality associated with low volume, pressure limited ventilation with permissive hypercapnia in severe adult respiratory distress syndrome. Intensive Care Med 16: 372–377

25. Juan G, Calverley P, Talamo C, Schnader J, Roussos C (1984) Effects of carbon dioxide on diaphragmatic function in human beings. N Engl J Med 310: 874–879

26. Kacmarek RM, Hickling KG (1993) Permissive hypercapnia. Respir Care 38: 373–38

27. Kellogg RH (1964) Central chemical regulation of respiration. In: Fenn WO, Rahn H, eds. Handbook of physiology: respiratory (vol 1, sec 3). Washington, DC: American Physiological Society: 507–534

28. Kiely DG, Cargill IC, Lipworth J (1996) Effects of hypercapnia on hemodynamic, inotropic, lusitropic, and electrophysiologic indices in humans Chest 109: 1215–1221

29. Köhler D, Criee CP, Raschke F (1997) Leitlinien zur häuslichen Sauerstoff- und Heimbeatmungstherapie. Med Klin 92: 2–6

30. Kolobow T, Moretti MP, Fumagalli R, Mascheroni D, Prato P (1987) Severe impairment of lung function induces by high peak airway pressure during mechanical ventilation. Am Rev Respir Dis 135: 312–315

31. Laier-Groeneveld G(1993) Richtlinien zur Indikation und Durchführung der intermittierenden Selbstbeatmung (ISB). Med Klinik 88: 509–510
32. Lanier WL, Weglinski MR (1991) Intracranial pressure. In: Cucchiara FF, Michenfelder JD, eds. Clinical neuroanesthesia. New York: Churchill Livingstone: 77–110
33. Litt L, Gonzales- Mendez R, Severinghous JW, Hamilton WK, Shuleshko J, Murphy-Boesch J, James TL (1985) Cerebral intracellular changes during supercarbia: an in vivo 31P nuclear magnetic resonance study in rats. J Cereb Blodd Flow Metab 5: 537–544
34. Loftus CM, Silvidí JA, Bernstein DD, Kosier T (1989) Effects of hypercapnia on cerebral blood flow following prophylactic and delayed experimental superficial temporal artery-middle cerebral artery bypass. Surg Neurol 31: 183–189
35. Medical Research Council Working Party (1981) Long term domiciliary oxygen therapy in chronic hypoxic cor pulmonale complicating chronic bronchitis and emphysema. Lancet 1: 681–686
36. Meissner HH, Franklin C (1992) Extreme hypercapnia in a fully alert patient. Chest 102: 1298–1299
37. Miller JD (1987) Cerbral blood flow variations with perfusion pressure and metabolism. In: Wood JH, ed. Cerebral blood flow. Physiologic and clinical aspects. New York: McGraw-Hill: 119–130
38. Neff TA, Petty TL (1972) Tolerance and survival in severe chronic hypercapnia. Arch Intern Med 129: 591-596
39. Paljärvi L, Söderfeldt B, Kalimo H, Olsson Y, Sieströ B (1982) The brain in extreme respiratory acidosis. A light and electron-microscopic study in the rat. Acta Neuropathol (Berl) 58: 87-94
40. Petrozzino, JJ, Scardella AT, Edelman NH, Santiago TV (1993) Respiratory muscle acidosis stimulates endogenous opioids during inspiratory loading. Am. Rev. Respir. Dis. 147: 607-615
41. Petty TL (1987) CO_2 can be good for you! Respir Management 4: 65-66
42. Potkin RT, Swenson ER (1992) Resuscitation from acute severe hypercapnia. Determinants of tolerance and survival. Chest 102: 1742-1745
43. Prys-Roberts C. Hypercapnia (1980) In: Gray TC, Nunn JF, Utting JE, eds. General anaesthesia, 4th ed. London: Butterworth & Co: 435–460
44. Prys-Roberts C, Kelman GR, Greenbaum R, Robinson RH (1967) Circulatory influences of artificial ventilation during nitrous oxide anaesthesia in man. II: Results: The relative influence of mean intrathoracic pressure and arterial carbon diaoxide tension. Br J Anaesth 39: 533–548
45. Prys-Roberts C, Kelman GR, Greenbaum R, Robinson RH (1968) Hemodynamic and alveolar-arterial PO_2 differences at varying p_aCO_2 in anaesthetized man. J Appl Physiol 25: 80–87
46. Prys-Roberts C, Smith WDA, Nunn JF (1967) Accidental severe hypercapnia during anaesthesia. Br J Anaesth 39: 257–267
47. Rebuck AS, Slutsky AS (1981) Measurement of ventilatory responses to hypercapnia and hypoxia. In: Hornbein TF, ed. Regulation of breathing: part II. New York: Marcel Dekker: 745-772
48. Rochester DF (1988) Does respiratory muscle rest relieve fatigue or incipient fatigue? Am Rev Respir Dis 138: 516–517
49. Rochester DF (1991) Respiratory muscle weakness, pattern of breathing, and CO_2 retention in chronic obstructive pulmonary disease. Am Rev Respir Dis 143: 901–903
50. Schönhofer B, Ardes P, Geibel M, Köhler D, Jones P (1997) Evaluation of a movement detector to measure daily activity in patients with chronic lung diasease (aktuell eingereicht)
51. Schönhofer B, Köhler D (1994) Ventilatorische Insuffizienz und hyperkapnische Kompensation infolge chronisch belasteter „Atempumpe". Dtsch med Wschr 119: 1209–1214
52. Sechzer PH, Egbart LD, Linde HW, Cooper DY, Dripps RD, Price HL (1960) Effects of CO_2 inhalation on arterial pressure, ECG and plasma catecholamines and 17-OH corticosteroids in normal man. J Appl Physiol 15: 454–458
53. Siesjö BK, Folbergrova J, MacMilian V (1972) The effect of hypercapnia upon intracellular pH in the brain, evaluated by the becarbonate-carbonic acid method and from the creatine phospokinase equilibrium. J Neurochem 19:2483–2495.
54. Ström K, Boman G (1993) Long-term oxygen therapy in parenchymal lung diseases: an analysis of survival. Eur Respir J 6: 1264–1270
55. Tang WC, Weil MH, Gazmuri RJ, Bisera J, Rackow EC (1991) Reversible impairment of myocardial contractility due to hypercarbic acidosis in the isolated perfused rat heart. Crit Care Med 19: 218-224
56. Tuxen DV (1994) Permissive hypercapnia ventilation. Am J Respir Crit Care Med 150: 870-874

57. Viitanen A, Salmenperä M, Heinonen J (1990) Right ventricular response to hypercapnia after cardiac surgery. Anaesthesiology 73: 393–400
58. Vitacca M, Foglio K, Scalvini S, Marangoni S, Quadri A, Ambrosino N (1992) Time course of pulmomary function before admission into ICU. 102: 1737–1741
59. Walley K, Lewis TH, Wood LDH (1990) Acute respiratory acidosis decreases left ventricular contractibility but increases cardiac output in dogs. Circ Res 67: 628–635
60. Weinberger SE, Schwarzstein RM, Weiss JW (1989) Hypercapnia. N Engl J Med 321: 1223–1231
61. West JB (1971) Causes of carbon dioxide retention in lung diseases. N Engl J Med 284: 1232–1236
62. Wexels JC, Myhre ES (1987) Hypocapnia and hypercapnia in the dog: effects on myocardial blood flow and haemodynamics during beta- and combined alpha- and beta-adrenoreceptor blockade. Clin Physiol 7: 21–33
63. Xu Y, Cohen Y, Litt L, Chang LH, James TL (1991) Tolerance of low cerbral intracellular pH in rats during hyperbaric hypercapnia. Stroke 22:1303–1308
64. Young IH, Daviskas E, Keena VA (1989) Effects of low dose nebulised morphine on exercise endurance in patients with chronic lung disease. Thorax 44: 387–390

4.2 Kriterien zur Vormerkung zur Lungentransplantation bei Mukoviszidose

K. Paul

Summary: Criteria for Lung Transplantation in Cystic Fibrosis

Lung transplantation is an established therapeutic option for cystic fibrosis patients with advanced lung disease, and the criteria for when a patient should be considered for lung transplantation have been quite stable for the last 10 years. Several contraindications have to be considered on an individual basis. The decision for lung transplantation is a highly individual one and the operation requires psychosocial and medical preparation.

Der Wille zur Transplantation setzt immer eine individuelle Entscheidung und entsprechende Motivation voraus. Die allgemein akzeptierten Richtlinien, wann eine Aufnahme auf die Warteliste erwogen werden sollte, sind daher nicht als objektive Kriterien anzusehen.

Als Indikationen zur Lungentransplantation bei Mukoviszidose werden angesehen:
1. Fortgeschrittenes Krankheitsstadium, z. B.
   nahezu permanente O_2-Abhängigkeit (mehr als 16 h pro Tag),
   12-min-Gehstrecke von weniger als 800 m,
   Sekundenkapazität (FEV_1) von weniger als 30% des Sollwertes,
   respiratorische Globalinsuffizienz.
2. Subjektiv belastende Einschränkung des Aktionsradius und entsprechende Motivation des Patienten.
3. Rasche klinische Verschlechterung und Notwendigkeit der ständigen i. v.-Therapie.
4. Inkurable potentiell lebensbedrohliche Komplikationen (Hämoptysen).

Ärztlicherseits besteht ein Ermessensspielraum in der Einschätzung des Verlaufs bei einzelnen Patienten. Es ist daher sinnvoll, Patienten früh am Mukovizidose-Zentrum vorzustellen, welches die Vorbereitungen zur Transplantation durchführt.

Das Kriterium der Lungenfunktion (FEV_1 von <30% des Soll) orientiert sich an einer statistischen mittleren Überlebensdauer von 2 Jahren [1]. Jeder der sich mit Transplantationen bei Patienten mit Mukoviszidose befaßt, weiß allerdings, daß es Patienten gibt, die über Jahre ein niedriges FEV_1 oder sogar eine respiratorische Globalinsuffizienz aufweisen. Ebenso gibt es Patienten, die im

Jahre vor ihrem Tod noch ein FEV_1 von über 50% hatten. Daher sind der subjektive Eindruck des Patienten und die Beurteilung durch einen erfahrenen CF-Arzt wesentliche Punkte in der Entscheidungsfindung. Ein weiterer Indikator ist die Häufigkeit der Notwendigkeit einer intravenösen antibiotischen Therapie. Eine Reihe von Patienten sind im Jahr vor der Transplantation nahezu kontinuierlich intravenös antibiotisch behandelt oder sogar stationär. Ein weiteres wichtiges Kriterium ist die Fähigkeit bzw. Unfähigkeit des Patienten, seiner täglichen Routine nachzugehen und der Verlust von sozialen Kontakten.

Für die Lebendspende werden in den USA andere Kriterien genannt, wie z. B. eine Lebenserwartung von weniger als einem Monat, ein pH > 7,3 und eine O_2-Sättigung von > 90% unter Beatmung [2].

Als wesentliche Faktoren, die das Ergebnis nach Transplantation beeinflussen, werden die Keimsituation, der CMV-Status von Spender und Empfänger, die Ernährungssituation und die Qualität des Spenderorgans sowie seine immunologische Übereinstimmung mit dem Empfänger angesehen.

Kontraindikationen zur Transplantation sind schwere, nicht kontrollierte Infektionen (HIV, aktive Hepatitis etc.), ein Tumorleiden, oder eine Leber- und Niereninsuffizienz. Eine schwere Kyphoskoliose ist zu berücksichtigen. Bei schwerer Leber- und Nierendysfunktion kann eine Multiorgantransplantation angestrebt werden. Eine vorausgegangene chemische Pleurodese und Kortikosteroidbehandlung sind demgegenüber keine absoluten Kontraindikationen mehr zur Transplantation. Ein Diabetes mellitus sollte gut eingestellt sein. Die Frage, ob beatmete Patienten transplantiert werden, wird ebenso wie die der Lebendspende von den einzelnen Zentren unterschiedlich beurteilt [2].

Soziale Dysfunktion ist ein zunehmendes Problem nach Transplantation bei Kindern und Heranwachsenden mit Non-compliance und Depressionen. Temporäre Non-adherance, bei der CF-spezifischen Therapie eine nahezu altersgemäße Verhaltensweise Heranwachsender, ist nach Transplantation tödlich. Die Evaluation vor Transplantation, das sog. Assessment, ist daher Aufgabe eines Teams aus Ärzten verschiedener Fachrichtungen, Psychologen, Diätassistenten, Sozialarbeitern, Krankengymnasten und Schwestern.

Bei einigen Patienten erzeugt die Aufnahme auf die Warteliste eine regelrechte Euphorie; bei anderen wirkt sie so motivierend, so daß die Anstrengungen zur Durchführung einer regelmäßigen Therapie potenziert werden. Die Aufnahme weckt aber auch hohe Erwartungen, die nicht immer erfüllt werden.

Die *Wartezeit* beträgt in der Regel mehrere Monate bis zu 2 Jahre, in Berlin betrug sie im Durchschnitt 8 Monate. Während der *Transplantationsvorbereitung* versucht das Team, das Paradoxon zu lösen, Patienten, die so schwer chronisch krank sind, daß ihre Lebenserwartung definitionsgemäß unter 2 Jahren liegt, auf eine Operation vorzubereiten, die so eingreifend ist, daß ihre Letalität noch immer bei 10% liegt [3]. Zur Transplantationsvorbereitung gehören ein Ernährungsprogramm, ggf. die Anlage einer PEG, sportliche Rehabilitätionsmaßnahmen, die genaue Einstellung eines Diabetes mellitus, ein regelmäßiges Monitoring der Keimsituation und eine intensive Aufklärung über die Transplantation und die weitere Therapie. Dies bezieht die Patienten ebenso ein wie ihr soziales Unterstützungssystem, d. h. in der Regel die Partner und Eltern.

Literatur

1. Kerem E, Reisman J, Corey M (1992) Prediction of Mortality in Patients with Cystic Fibrosis. N Engl J Med 326:1187–1191
2. Mallory G. (1996) Persönliche Mitteilung. Cystic Fibrosis World Conference, Orlando
3. Webb AK, Egan JJ, Dodd ME. (1996) Clinical Management of Cystic Fibrosis Patients Awaiting and Immediately Following Lung Transplantation. In: Dodge JA, Brock DJH, Widdicombe JH (eds) Cystic Fibrosis-Current Topics, Volume 3, London 1996

4.3 Lungentransplantation bei Mukoviszidose – Ergebnisse und interdisziplinäre Nachbetreuung

F. M. Wagner, H. Reichenspurner, St. Schüler

Summary: Lung Transplantation in Cystic Fibrosis: Results and Postoperative Management

Lung transplantation has been established as treatment for end stage respiratory disease. In cystic fibrosis (CF) patients concerns about serious postoperative infection slowed initial trials of lung transplantation, but a 10-year clinical experience has since proved these fears to be exaggerated. Due to detailed postoperative prophylactic regimens against infections, 1- and 5-year survival rates of approximately 70% and 40%, respectively, are comparable to those achieved in other lung transplant recipients. Colonization of CF patients with *Pseudomonas cepacia* has led to extreme posttransplant morbidity and mortality and is currently considered a contraindication to lung transplantation in many transplant centers. Other issues that require special consideration are chronic pansinusitis, remaining airway colonization, pancreatic insufficiency – all aspects that relate to the systemic nature of CF. A close interdisciplinary postoperative follow-up therefore seems mandatory in this transplant population. The most important predictor of long-term survival, however, is the incidence of bronchiolitis obliterans, a manifestation of chronic airway rejection leading to progressive loss of graft function. Three years after transplantation it is found in more than 50% of all lung recipients. Standard medical treatment involves augmentation of immunosuppression, resulting in mostly transient stabilization of lung function. In most cases inexorable decline leads to lethal infection or respiratory insufficiency. New concepts to treat chronic rejection are currently under investigation and its efficacy will certainly decide on the future of lung transplantation.

Einleitung

Durch die Entwicklung der Therapie von Patienten mit Mukoviszidose konnte die durchschnittliche Lebenserwartung dieser Patienten, welche noch Mitte dieses Jahrhunderts unter einem Jahr lag, auf durchschnittlich dreißig Jahre angehoben werden [12; 13]. Dennoch bleibt die Mukoviszidose für die Betroffenen eine Erkrankung, welche auf Grund der zunehmenden pulmonalen Dysfunktion zu einem vorzeitigen Ableben führt. Die erfolgreiche Entwicklung und weitverbreitete Anwendung der Lungentransplantation führte zu der Hoffnung, eine Überlebensverlängerung bei deutlich verbesserter Lebensqualität in dieser Patientengruppe möglich zu machen. Befürchtungen, daß die in diesen Patienten vorliegende sino-pulmonale Erkrankung mit stets putridem und invasivem Verlauf zu einer Erhöhung der schweren postoperativen Infektionen führen könnte, verzögerte zunächst die verbreitete Entwicklung von Lungentransplantationsprogrammen für diese Patientengruppe. Nach nunmehr über zehnjähriger Erfahrung mit diesem Verfahren bei zystischer Fibrose, erwiesen sich diese Befürchtungen als übertrieben. Obwohl die Lungentransplantation allgemein als vielversprechendes Verfahren betrachtet wird, bleibt die Langzeitperspektive des Transplantierten meistens geprägt von potentiellen Komplikationen, vor allem chronische pulmonale Infekte oder Abstoßungen, die eine engmaschige postoperative Überwachung des Patienten durch erfahrene Transplantatiosärzte notwendig machen.

In diesem Kapitel sollen daher nach einer kurzen Zusammenfassung der chirurgischen Optionen, die derzeit erzielten Langzeitergebnisse dargestellt werden. Schwerpunkte werden bei diesen Ausführungen die Erläuterung der möglichen postoperativen pulmonalen Komplikationen sowie die Problematik der pulmonalen Differentialdiagnostik gelegt. Außerdem werden die besonderen Aspekte der systemischen Erkrankung der Mukoviszidose sowie daraus entstehende postoperative Konsequenzen diskutiert.

Chirurgische Techniken

Die sicherlich risikoärmste Technik der Lungentransplantation, die sogenannte *"Single Lung Transplantation"*, ist in dieser Patientengruppe primär keine Option, da gefördert durch die Immunsuppression, ein Übergreifen des Infekts der in situ verbleibenden eigenen Lunge auf das Transplantat nicht zu vermeiden wäre. Die in einzelnen Fällen beschriebene unilaterale Lungentransplantation mit gleichzeitiger kontralateraler Pneumonektomie ist auf Grund der erniedrigten postoperativen pulmonalen Reserven nur in Einzelfällen vertretbar und sollte Notfallsituationen vorbehalten bleiben [32]. Im wesentlichen haben sich bis *heute zwei Arten der pulmonalen Transplantation bei Mukoviszidose durchgesetzt:*
– die Herz-Lungen-Transplantation (HLTx);
– die bilaterale, sequentielle Lungentransplantation (BLTx).

Auf diese beiden Techniken soll daher im folgenden kurz eingegangen werden.

Herz-Lungen-Ttransplantation

Diese Technik war historisch gesehen die erste Form der Transplantation, welche bei Mukoviszidosepatienten bereits 1984 zur Anwendung kam [11] und in Großbritannien weiterhin als das bevorzugte Verfahren gilt [7]. Der Zugang zum Thorax erfolgt gewöhnlich über eine mediane Sternotomie. Dennoch hat auch bei diesem Verfahren in letzter Zeit die bilaterale, transsternale Thorakotomie Anwendung gefunden, da hierbei eine bessere Exposition vor allen der apikalen pulmonalen Segmente möglich ist und dies gerade bei den oft ausgedehnten pleuralen Verwachsungen eine extreme technische Erleichterung darstellt. Nach Anschluß der zu dieser Transplantation obligaten extrakorporalen Zirkulation werden zunächst das Empfängerherz, dann sequentiell beide Lungen entfernt, die Trachealbifurkation dargestellt und die Trachea einen Knorpelring oberhalb der Carina abgesetzt. Die Spenderorgane werden "en bloc" durch die Anastomosen der Trachea, des rechten Vorhofs sowie der Aorta eingenäht. Die bei dieser Technik notwendige Vollheparinisierung bedeutet allerdings gerade bei ausgedehnten Verwachsungen ein erhöhtes intra- und postoperatives Blutungsrisiko, welches durch die Anwendung von Aprotinin verringerbar zu sein scheint [1; 37]. Andererseits zeichnet sich dieses Verfahren durch den Vorteil der geringeren Inzidenz an Atemwegsanastomosenproblemen (Dehiszenz und Stenosen) aus [4; 31].

Bilaterale Lungentransplantation

Hierbei geht man über eine bilaterale, transsternale Thorakotomie vor. Auch bei vorliegender geringgradiger pulmonaler Hypertonie läßt sich durch die sequentielle Transplantation der beiden Lungenflügel (Anastomosen des Hauptbronchus, des linken Vorhofs sowie der Pulmonalarterie) der Einsatz der extrakorporalen Zirkulation vermeiden, welche jedoch wegen der akuten Dekompensationsgefahr während der Einlungenperfusion bzw. -ventilation stets bereitstehen sollte. Nachteil dieser Technik ist, daß die zuerst transplantierte Lunge während der Implantation der zweiten Lunge vorübergehend das gesamte Herzminutenvolumen zu verkraften hat, was die Möglichkeit einer akuten Reperfusionsschädigung deutlich erhöht [10]. Das erhöhte Auftreten von Komplikationen an den bronchialen Anastomosen konnte durch verbesserte chirurgische Resektions- und Nahttechnik deutlich reduziert werden, trotzdem auftretende Stenosen können fast immer durch Einlegen endobronchialer Stents beherrscht werden.

Immunsuppression und postoperatives Management

Obwohl in diesem Kapitel nicht näher auf die intensivmedizinische postoperative Versorgung dieser Patienten eingegangen werden soll, sind dennoch einige Anmerkungen zu diesem Themenkomplex zum besseren Verständnis der folgenden Abschnitte notwendig. Die Immunsuppression besteht gewöhnlich aus einer Dreifachtherapie mit Cyclosporin A oder FK506 als Hauptachse in Kombination mit Azathioprin und Steroiden [18; 39]. Zusätzlich wird in vielen Zentren in den ersten 3-7 postoperativen Tagen eine Induktionstherapie mit mono- oder polyklonalen Lymphozytenantikörpern durchgeführt, um durch diese erhöhte Immunsuppression während der frühen postoperativen Phase das Auftreten der frühen akuten Abstoßungsrate zu reduzieren. Dennoch durchlaufen nahezu alle Patienten nach einer Lungentransplantation eine oder auch mehrere akute Abstoßungsphasen [3], weshalb einige Autoren diese zusätzliche Immunsuppression nur für eine unnötige zusätzliche Erhöhung des Infektionsrisikos halten [21]. Akute Abstoßungen werden zunächst durch die Gabe von 500 bis 1000 mg Methylprednisolon i. v. an drei aufeinanderfolgenden Tagen therapiert. Bei Versagen dieser Therapie (in ca. 5% aller Fälle) werden erneut immunsuppressiv wirksame T-Zell-Antikörper wie ATG oder OKT3 eingesetzt [3; 33]. Diese, im Vergleich zur Transplantation anderer Organe, deutlich stärkere Immunsuppression bringt eine erhöhte Infektionsrate mit sich, welche noch durch die direkte Pathogenexposition der Atemwege verstärkt wird. In den meisten Zentren kommt daher eine breite postoperative Infektionsprophylaxe zur Anwendung. Diese beinhaltet meist als virale Prophylaxe die Gabe von Acyclovir sowie bei serologischem CMV-Mismatch zwischem Spender und Empfänger die Gabe von Ganciclovir während der ersten sechs postoperativen Wochen [3]. Als antifungale Prophylaxe hat sich die Inhalation von vernebeltem Amphotericin B bewährt [40]. Wenn eine chronische Besiedelung der Atemwege des Empfängers mit pathogenen Keimen besteht, was nahezu ausnahmslos bei allen Mukoviszidose Patienten der Fall ist, wird außerdem eine antibiogrammgerechte intravenöse Antibiose durchgeführt [31]. Bei pulmonaler Besiedlung mit Pseudomonasstämmen hat sich außerdem eine intermittierende, wochenweise Inhalationstherapie mit Aminoglycosiden bewährt.

Durch diese relativ hohe Wahrscheinlichkeit von pulmonalen Komplikationen ist vor allen Dingen in den ersten sechs postoperativen Monaten eine engmaschige ambulante Betreuung durch ein in der Lungentransplantation erfahrenes Ärzteteam notwendig. Dies gilt um so mehr, da in der Lungentransplantation die Differentialdiagnostik pulmonaler Erkrankungen durch eine unzureichende Sensitivität und Spezifität von transbronchialen Biopsien kompliziert wird und die Unterscheidung von pulmonalen Infekten und Abstoßungsreaktion meist nur durch gleichzeitige Einbeziehung weiterer diagnostischer Verfahren möglich ist [27; 29]. Die wichtigsten Methoden sind hierbei die Lungenfunktionsuntersuchungen (FEV$_1$, MEF 25-75), bildgebende Verfahren und die Bronchoskopie mit bronchoalveolärer Lavage (BAL). Finden sich in der Klinik oder in den ersten beiden genannten Verfahren Hinweise auf eine Veränderung oder einen abklärungsbedürftigen Prozeß, so wird im Rahmen einer Bronchoskopie eine BAL sowie eine transbronchiale Biopsie durchgeführt, um mit allen mikrobiologischen Methoden einen Keimnachweis zu erstellen und zusätzliche Informationen über histopathologische Vorgänge zu erhalten. Die Diagnose einer akuten Abstoßungsreaktion gelingt nicht selten erst erst nach Ausschluß einer infektiologischen Ursache und retrospektiv durch den Erfolg einer Abstoßungstherapie.

Ergebnisse (Tabelle 4.1)

Aktualisierte Ergebnisse der Lungen- und Herz-Lungen-Transplantation werden jährlich aus den Sammelstatistiken der Internationalen Gesellschaft für Herz- und Lungentransplantation sowie der "St.Louis Lung Transplant Registry" publiziert [7; 16]. Die detaillierten Überlebensraten der erfahrensten Transplantationszentren bei Patienten mit Mukoviszidose sind in Tabelle 4.1 dargestellt. Mit

Tabelle 4.1. Aktualisierte Überlebensraten der erfahrensten Lungentransplantationszentren bei Patienten mit Mukoviszidose

Zentrum, [Quelle]	Jahr der Publikation	Anzahl Transpl. bei CF	Technik	ÜR (%) 1 J.	2 J.	3 J.
Harefield	1992 [23]	79	HLTx	69	52	49
Papworth	1993 [9]	42	HLTx	78	–	65
Pittsburgh	1993 [19]	24	BLTx	65	–	52
Stanford	1992 [35]	15	HLTx, BLTx	76	76	76
St.Louis Registry	1995 [7]	560	BLTx	71	64	56

CF Mukoviszidose, *HLTx* Herz–Lungen–Transplantation, *BLTx* bilaterale, sequentielle Lungentransplantation, *ÜR* Überlebensrate, *J.* Jahre

durchschnittlichen 1 bzw. 5-Jahresüberlebensraten von 70% bzw. 40% unterscheiden sich diese Zahlen nicht wesentlich von denen bei anderen Lungentransplantatempfängern.

Die pulmonalen Funktionsparameter verbessern sich bei beiden Transplantationstechniken innerhalb weniger Tage nach erfolgreicher Transplantation dramatisch. Eine komplette Normalisierung wird normalerweise ca. 6 Monate postoperativ erreicht. Die erzielten Mittelwerte liegen bei ca. 70-80% der Sekunden-, Vital- sowie Diffusionskapazität [10; 37]. Diese Verbesserungen bedeuten ein weitgehend unbeschwertes Atmen, eine Rückkehr zu normaler Mobilität und teilweise auch die Rückkehr in eine berufliche Aktivität. Zwar sind bisher nur wenige systematische Studien über die Lebensqualität nach erfolgreicher Transplantation durchgeführt worden, diese fanden aber alle einen deutliche Steigerung derselben [5; 22; 26]. Wie allerdings vorher bereits angedeutet, kommt es in der Frühphase als auch im weiteren Verlauf bei einem Drittel bis hin zu mehr als der Hälfte der Transplantatempfänger zu Komplikationen, welche zu einem erneutem pulmonalen Funktionsverlust führen können. Die dem zugrundeliegende Schädigung ist eine chronische, immunologisch bedingte Obliteration der Atemwege des Transplantats, welche derzeit als eine Form der chronischen Abstoßung betrachtet und mit dem Begriff "obliterative Bronchiolitis" (OB) bezeichnet wird. Im folgenden soll hauptsächlich auf spezifische Probleme bei CF-Patienten, sowie die obliterative Bronchiolitis eingegangen werden.

Postoperative bakterielle Infektionen

Da bei den meisten Patienten mit Mukoviszidose auch nach Transplantation eine chronische bakterielle Besiedelung der oberen Atemwege und Nebenhöhlen verbleibt, war die Angst vor schwer beherrschbaren postoperativen Infektionen, gefördert durch die notwendigende Immunsuppression, der Hauptgrund für die verspätete Anwendung der Lungentransplantation bei Patienten mit Mukoviszidose. Basierend auf den nun vorliegenden Erfahrungen mit Lungentransplantation in dieser Patientengruppe, kann diese Befürchtung in den meisten Fällen entkräftet werden. Im Vergleich mit anderen Lungentransplantatempfängern findet sich postoperativ keine erhöhte Inzidenz bakterieller Infektionen [8; 14; 30]. Dies läßt sich einerseits durch die gezielte, perioperative Infektionsprophylaxe in der Gruppe der CF Patienten erklären, andererseits sind allen Lungentransplantierten Faktoren gemein, die für solche Infektionen prädisponieren. Dazu zählen ein gestörter mukoziliärer Transport und veränderter Hustenreflex, beides bedingt durch die Denervierung des Transplantats, außerdem die unterbrochene Lymphdrainage und die mechanische Barriere der Bronchusanastomose. Dennoch wurde gerade in letzter Zeit von einigen Zentren über negative Erfahrungen in Patienten mit multiresistenter Bakterienbesiedelung berichtet. Zu den Problemkeimen zählen hierbei vor allem Bakterien aus der Pseudomonasgruppe, welche vor allem nach langjähriger Antibiotikatherapie eine Panresistenz gegen Antibiotika zeigen [20]. GRIFFITH und Kollegen von der Universität von Pittsburgh beobachteten bei ihren Patienten mit Mukoviszidose, daß eine Kolonisierung der Atemwege mit solchen Keimen zu einer Senkung der 1-Jahresüberlebensrate auf 40% führte, im Vergleich zu 84% bei Patienten mit Antibiotika sensiblen Keimen [15]. Als besonders problematisch auf Grund einer hohen postoperativen Komplikationsrate zeigte sich in letzter Zeit die Präsenz von Pseudomonas cepacia. Die frühpostoperative Mortalität lag bei Transplantatempfängern mit diesem Keim in einigen Zentren bei mehr als 50%. Gleichzeitig wurde eine extrem hohe Morbidität mit klinisch nur schwer beherrschbaren Komplikationen wie Thoraxempyemen, Lungenabszeß und purulenter Pericarditis beobachtet [25; 34]. Dem gegenüber stehen die Erfahrungen der Transplantgruppe der Universität von North Carolina, wo von 8 Patienten, bei denen eine Besiedelung der Atemwege mit P.cepacia nachgewiesen war, nur zwei postoperativ lethale Infektionen erlitten [14; 36]. Die Erklärung für diese Diskrepanzen liegt sicherlich darin , daß nicht alle P. cepacia Stämme die gleiche Virulenz besitzen [36]. Obwohl derzeit mehrere Studien zur Abklärung dieses Phenomens laufen, sind die meisten Zentren dazu übergegangen, die Präsenz von P. cepacia als Kontraindikation zur Lungentransplantation zu betrachten.

Spezielle Aspekte der Mukoviszidose nach Transplantation

Es ist wichtig, auch nach Transplantation nicht zu vergessen, daß es sich bei CF um eine systemische Erkrankung handelt. Ein vor Transplantation nur latent vorhandener Diabetes mellitus mag unter der postoperativen Steroidtherapie erst voll zum Tragen kommen. Auch die veränderte enterale Physiologie bedarf postoperativ einer erhöhten Aufmerksamkeit für mögliche Komplikationen. So wirkt sich oft in extrem kachektischen Patienten die präoperative Anlage einer transkutanen gastroenteralen Ernährungsfistel positiv auf den postoperativen Verlauf aus. Ebenfalls beschrieben wird das Auftreten eines Meconiumileus Equivalents [9], welcher wahrscheinlich durch die Unterbrechung der enteralen Ernährung in der perioperativen Phase bedingt ist. Ein weiterer wichtiger Punkt war bisher die veränderte Kinetik der Cyclosporinresorption in diesen Patienten. So scheint auf Grund des beeinträchtigten hepatoenteralen Kreislaufs die Bioverfügbarkeit von oralem Cyclosporin bei lediglich 10% zu liegen und dadurch zu unregelmäßiger Resorption und instabilen Serumspiegeln zu führen [6; 38]. An einigen

Zentren ist man daher von einer zwei- zu einer dreimal täglichen Gabe des Medikaments übergegangen. Die Lösung dieses Problems scheint aber jetzt in Form einer neuen Formulierung von Cyclosporin (Optoral) verfügbar, durch welche die Resorption unabhängig vom Fettstoffwechsel wird und dadurch auch in diesen Patienten einen gleichmäßigeren Serumspiegel möglich machen sollte [24].

Die chronische Sinusitis und Nasenpolypen sind auch post transplantationem ein Problem in einer großen Anzahl von Mukoviszidosepatienten [14]. Das Therapiespektrum erstreckt sich hierbei von wiederholter Antibiotikatherapie, nasaler Steroidapplikation bis zu häufiger Spülung der Nasennebenhöhlen oder permanenter chirurgischer Fensterung. Manche Zentren empfehlen daher nach wie vor bereits eine präoperative chirurgische Sanierung der Sinusitis [21].

Bronchiolitis Obliterans (OB)

Der wichtigste einzelne Faktor, der die Langzeitprognose nach Lungentransplantation bestimmt ist das Auftreten einer Bronchiolitis obliterans. Im allgemeinen wird dieser Begriff als Synonym verwendet für eine chronische pulmonale Abstoßung. Hierbei handelt es sich um einen entzündlichen Prozeß, der sich hauptsächlich in den kleinen und mittleren Atemwegen abspielt. Pathognomisch ist histologisch hierbei eine fokale Verdickung oder Verlusts des Atemwegepithels mit einer begleitenden Fibrose der Submucosa, was zu einer zunehmenden Obliteration des Lumens führt. Dieser Prozeß gilt weithin als immunologisch bedingte Schädigung des bronchialen Epithels. Als Risikofaktoren für die Entstehung einer OB konnten bisher die Anzahl und Stärke akuter Abstoßungsreaktionen, Zytomegalievirusinfektionen und eine starke ischämische Schädigung des Transplantats gefunden werden [2]. Eine OB findet sich nur selten vor dem sechsten postoperativem Monat, danach allerdings nimmt ihre Inzidenz stetig zu. Innerhalb der Gruppe der Mukoviszidose Patienten liegt die allgemein berichtete Prävalenz zwischen 22 und 35%, so daß sich bereits im dritten Jahr nach Transplantation bei über 50% Anzeichen einer Atemwegsobliteration nachweisen lassen [10; 23; 37]. Bisher fand sich kein Anhalt, daß diese Rate höher liegt als bei anderen Lungentransplantierten. Auch die Art der Transplantation (BLTx oder HLTx) hat darauf keinen Einfluß. Erste Anzeichen einer Erkrankung lassen sich meist in den Lungenfunktionsparametern (vor allem FEV_1 und MEF 25-75) nachweisen, bevor der Patient klinisch symptomatisch wird. Mit zunehmender Obstruktion kommt es typischerweise zu Dyspnoe und Husten, im weiteren Verlauf ähnelt das Krankheitsbild in vielerlei Hinsicht dem der Mukoviszidose. Häufig kommt es zu einer eitrigen Bronchitis, Besiedelung mit P.aeruginosa sowie Bildung von Bronchiektasien. Dementsprechend orientiert sich die adjuvante Therapie an dem anderer CF Patienten: Thoraxperkussion, Inhalationstherape mit Aminoglycosiden und systemische Antibiose. Die Therapie der OB stützt sich im wesentlichen auf eine Augmentation der Immunsuppression, häufig in Form der Gabe hochdosierter Steroide oder auch in Form mehrtägiger Behandlung mit Lymphozytenantikörper. Meist kann damit aber lediglich eine Verlangsamung oder Stabilisierung des Prozesses erzielt werden. Vor allem die Transplantationszentren in Stanford, Kalifornien [17] und Newcastle, England berichten über den erfolgreichen Einsatz einer systemischen Bestrahlung der lymphatischen Organe (TLI) (persönliche Mitteilung von Dr P. CORRIS and Dr. J. DARK). Dabei konnten sogar erstmals bereits vorhandene Veränderungen rückgängig gemacht werden, wenn die Bestrahlung in einer frühen Phase der Entstehung einer OB angewendet wurde. In der Mehrzahl der Fälle sind die erzielten Verbesserung nur temporär und die Entwicklung einer erneuten terminalen respiratorischen Insuffizienz unausweichlich. Die Retransplantation als definitive Therapie erscheint unter dem Aspekt der erzielten schlechten Ergebnisse (1-Jahresüberlebensrate ca.40%) bei gegebener Knappheit vorhandener Spenderorgane eher nicht vertretbar, zumal das erneute Auftreten einer sogar beschleunigten OB im zweiten Organ häufig zu sein scheint [42].

Zusammenfassung

Nach den ersten klinischen Versuchen Anfang der 80er Jahre hat sich die Lungentransplantation als wichtige therapeutische Option bei Mukoviszidosepatienten mit terminaler Lungeninsuffizienz etablieren können. Die erzielten Überlebensraten wie auch die funktionellen Ergebnisse sind in jeder Hinischt vergleichbar mit denen, welche in den anderen Patientengruppen, die sich einer Lungentransplantation unterziehen, erzielt werden. Dennoch haben sich einige besondere Aspekte bei diesen Patienten herausgestellt, deren Bewältigung oft eine Herausforderung für das betreuende Ärzteteam darstellen. Nicht zuletzt vor dem Hintergrund, daß es sich bei der Mukoviszidose um eine systemische Erkrankung handelt, erfordert die Behandlung dieser Patienten oft eine enge interdisziplinäre Zusammenarbeit. Eine besondere Herausforderung scheint die Untersuchung der Bedeutung einer Atemwegsbesiedelung mit Pseudomonas cepacia, da sich dieser äußerst virulente, häufig panresistente Keim in zunehmendem Maße bei Patienten mit Mukoviszidose findet. Langfristig wird allerdings sicher die Entwicklung therapeutischer Konzepte zur Kontrolle der chronischen Abstoßung die zukünftige Bedeutung der Lungentransplantation als therapeutische Option bestimmen.

Literatur

1. Alajmo F, Giancariio C, Perna A, (1989) High dose aprotinin haemostatic effects in open heart operations. Ann Thorac Surg 48: 536–39
2. Bando K, Paradis I, Similio S, Konish H, Zullo TG, Yousem SA, Close JM, Zeevi A, Hardesty R, Griffith B (1995) Obliterative bronchiolitis after Lung and heart-lung transplantation. An analysis of risk factors and management. J Thorac Cardiovasc 110: 4–14
3. Bando K, Paradis IL, Komatsu K, Hardesty RL, Griffith Bp (1995) Analysis of time-independent risks for infection, rejection and death after pulmonary transplantation. J Thorac Cardiovasc Surg 190: 49–59
4. Bisson A, Bonnette P, Kadi N, (1994) Bilateral pulmonary lobe transplantation: left lower and right middle and lower lobes. AnnThorac Surg 57: 219–21
5. Buschbach J, Horikx P, van den Bosch J, (1994) Measuring quality of before and after bilateral lung transplantation in patients with cystic fibrosis. Chest 105: 911–17

6. Cooney G, Fiel S, Shaw L, (1990) Cyclosporine bioavailability in heart-lung transplant candidates with cystic fibrosis. transplantation 49:821–23

7. Cooper J. St Louis International Lung Transplant Registry Interim Report, April 1995

8. deLeval M, Smyth R, Whitehead B, (1991) Heart and lung transplantation for terminal cystic fibrosis: a 4 1/2 year experience. J Thorac Cardiovasc Surg 101:633–42

9. Dennis C, Caine N, Sharples L, Hathaway T (1993) Heart-lung transplantation for end-stage respiratory disease in patients with cystic fibrosis at Papworth hospital. J Heart lung Transplant 12: 893–902

10. Egan T, Detterbeck F, Mill M, (1995) Improved results of lung transplantation for patients with cystic fibrosis. J Thorac Cardiovasc Surg 109: 224–35

11. Fiel S, Baldwin J, Rosenstein BJ, (1989) Heart-Lung transplantation in cystic fibrosis – overview. Clin Transplant 3: 162–63

12. Fiel S, FitzSimmons S, Schidlow D (1994) Evolving demographics of cycstic fibrosis. Semin Respir Crit Care Med 15: 349–55

13. FitzSimmons S (1993) The changing epidemiology of cystic fibrosis. J Pediatr 122:1–9

14. Flume PA, Egan T Paradowski LJ, Detterbeck FC, Thompson JT, Yankaskas JR (1994) Infectious complications of lung transplantation. Impact of cystic fibrosis Am J Respir Crit Care Med 149: 1601–7

15. Griffith B, Hardesty R, Armitage J, (1993) A decade of lung transplantation. Ann Surg 218: 310–20

16. Hosenpud JD, Novick RJ, Bennett LE, Keck BM, Fiol B, Daily OP (1996) The registry of the International Society for Heart and Lung Transplantation: Thirteenth Official Report – 1996. J Heart Lung Transplant 15: 655–74

17. Hunt SA, Strober S, Hoppe RT, Stinson EB (1991) Total lymphoid irradiation for treatment of intractable cardiac allograft rejection. J Heart Lung Transplant 10: 211–6

18. Keenan RJ, Konishi H Kawai A, Paradis IL, Nunley DR, Iacono AT, Hardesty RL, Weyant RJ, Griffith BP (1995) Clinical Trial of tacrolimus versus cyclosporine in lung transplantation. Ann Thora Surg 60: 580–5

19. Konishi H, Komatsu K, BandoK, Griffith B (1993) Bilateral lung transplantation for cystic fibrosis: University of Pittsburgh experience. J Heart Lung Transplant 12: S69

20. Kotloff RM, Zuckermann JB (1996) Lung transplantaion for cystic fibrosis/special considerations. Chest 109: 787–98

21. Kriett JM, Smith CM, Hayden AM, Robert R, Parthasarathy R, Kapelanski DP, Jamieson SW (1994) Lung transplantation without the use of antilymphocyte antibody preparations. J Heart Lung Transplant 13: 915–23

22. Levy R, Ernst P, Levine S, (1993) Exercise performance after lung transplantation. J Heart Lung Transplant 12: 27–33

23. Madden B, Hodson M, Tsang V, Yacoub M (1992) Intermediate term results of heart-lung transplantation for cystic fibrosis. Lancet 339: 1583–87

24. Niese D (1995) A double blind randomized study of Sandimmune Neoral versus Sandimmune cyclosporine in new renal transplant recipients: results after 12 months. The International Sandimmune Neoral Study Group. Transplant Proceed 27: 1849–56

25. Noyes B, Micheal M, Kurland G, (1994) Pseudomonas cepacia empyema necessitatis after lung transplantation in two patients with cystic fibrosis. Chest105: 1888–91

26. Orenstein D, Kaplan R (1991) Measuring the quality of well-being in cystic fibrosis and lung transplantation: the importance ot the area under the curve. Chest 100: 1016–18

27. Paradis IL, Duncan SR, Dauber JH, Yousem S, Hardesty R, Griffith B (1992) Distinguishing between infection, rejection, anf the adult respiratory distress syndrome after human lung transplantation. J Heart Lung Transplant 11: 232–36

28. Ramirez J, Patterson G, Winton T, (1992) Bilateral lung transplantation for cystic fibrosis. J Thorac Cardiovasc Surg103: 287–94

29. Reichenspurner H, Dienemann M, Rihl M, Wagner FM, Meiser BM, Kur F, Hammer C, Forst H, Kreuzer E, Reichart B (1993) Pulmonary rejection diagnosi after lung and Heart-lung transplantation. Transplant proc 25: 3303–4

30. Scott J, Hutter J, Stewart S, (1988) Heart-lung transplantation for cystic fibrosis. Lancet 2:192–94.

31. Shennib H, Adoumie R, Noirclerc M (1992) Current status of lung transplantation for cystic fibrosis. Arch Intern Med 152:1585–88

32. Shennib H, Massard G, Gauthier R, (1993) Single lung transplantation for cystic fibrosis: is it an option? J Heart Lung Transplant 12: 288–93
33. Shennib H, Massard G, Reynaud M, Noirclerc M (1994) Efficacy of OKT3 therapy for acute rejection in isolated lung transplantation. J Heart Lung Transplant 13: 514–19
34. Snell G, deHoyos A, Krajden M (1993) Pseudomonas cepacia in lung transplant recipients with cystic fibrosis. Chest 103: 466–71
35. Starnes V, Lewiston N, Theodore J, Shumway N (1992) Cystic fibrosis: target population for lung transplantation in North America in the 1990s. J Thorac cardiovasc Surg 103: 1008–14
36. Steinbach S, Sun L, Jiang A, (1994) Transmissibility of pseudomonas cepacia infection in clinic patients and lug transplant recipients with cystic fibrosis. N Engl J Med 331: 981–87
37. Tamm M, Higgenbottam T (1994) Heart-lung and lung transplantation for cystic fibrosis: world experience. Semin Respir Crit Care Med 15: 414–25
38. Tan K, Hue K Strickland S, (1990) Altered pharmacokinetics of cyclosporin in Heart-lung transplant recipients with cystic fibrosis Ther Drug Monitor 12: 520–24
39. Tsang VT, Johnson A, Heritier F, Leaver N, Hodson ME, Yacoub M (1994) Cyclosporin pharmacokinetics in heart-lung transplant recipients with cystic fibrosis. Effects of pancreatic enzymes and ranitidine. Eur J Clin Pharmacol 46: 261–265
40. Westney GE, Kesten S, De Hoyos A, Chapparro C, Winton T, Maurer JR (1996) Aspergillus infection in single and double lung transplant recipients. Transplantation 61: 915–19

4.4 Altersstruktur, Prognose und Sauerstoff-Therapie bei Patienten mit Mukoviszidose in Deutschland*

K.-D. Paul, B. Wiedemann

Summary: Age Distribution, Prognosis and Oxygen Therapy in Patients with Cystic Fibrosis in Germany

We analyzed 3381 cystic fibrosis (CF) patients in Germany. In 1995 the mean age was 14.6 years. Of the patients 31.7% were 18 years and older and 192 CF patients had undergone oxygen therapy. We show that FEV_1 is a predictor of mortality in CF. In 1995, 196 patients had a $FEV_1 \leq 30\%$ and 106 (54.1%) of these patients had undergone oxygen therapy. These CF patients are potential candidates for noninvasive nasal mask ventilation as a bridge to lung transplantation.

Einleitung

Trotz großer Fortschritte bei der Behandlung der Mukoviszidose in den letzten Jahren ist die Lebenserwartung dieser Patienten stark eingeschränkt. Kausale Therapieansätze befinden sich derzeit noch im experimentellen Stadium.

Die Mukoviszidose gehört zu den wenigen Erkrankungen, die schon im Jugendlichen- und frühen Erwachsenenalter zu einer chronischen respiratorischen Insuffizienz der Patienten führen können.

Ziel dieser Analyse war es, anhand der sich verändernden Altersstruktur der CF-Patienten Rückschlüsse auf den zu erwartenden Bedarf an Sauerstoff-Therapien sowie später notwendiger nasaler Maskenbeatmungen zu ziehen.

Methodik

In die Auswertung konnten 3381 Patienten mit Mukoviszidose einbezogen werden, die am 31. 12. 96 in 77 CF-Ambulanzen Deutschlands betreut wurden. Der jüngste Patient war 1,5 Monate, der älteste 56 Jahre alt.

---

* Die Daten für diese Übersicht entstammen folgenden Quellen: CF-Register Dresden für die neuen Bundesländer, Erfassungszeitraum 1978–1994; CF-Register Frankfurt/Main für die alten Bundesländer, Erfassungszeitraum 1983–1994; Projekt Qualitätssicherung Mukoviszidose – deutschlandweit, Erfassungszeitraum ab 1995

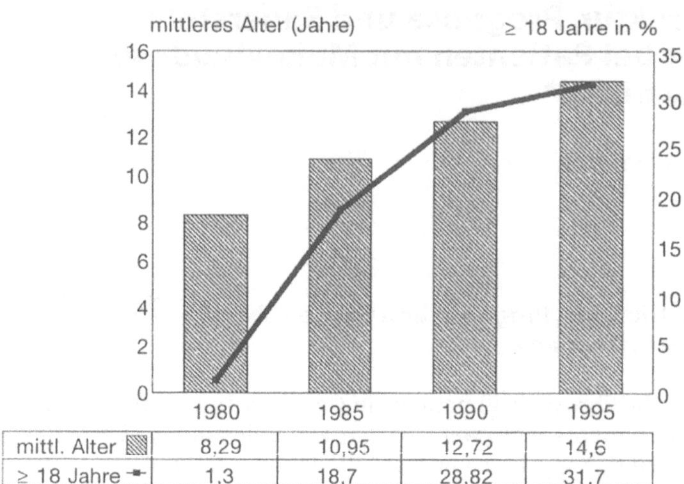

mittl. Alter	8,29	10,95	12,72	14,6
≥ 18 Jahre	1,3	18,7	28,82	31,7

Abb. 4.4. Altersstruktur der Mukoviszidose-Patienten in Deutschland

Den Wandel der Altersstruktur der Patienten im letzten Jahrzehnt zeigt Abbildung 4.4. Das mittlere Alter der 1985 für die ehemalige DDR als lebend gemeldeten Patienten betrug 9,5 Jahre. Zum damaligen Zeitpunkt waren lediglich 6,4% der Patienten dieser Region 18 Jahre und älter. Im Gegensatz dazu betrug das mittlere Alter für das Gebiet der alten Bundesländer zu diesem Zeitpunkt 11,5 Jahre und der Anteil der 18jährigen und Älteren schon 21,9%. Im Verlauf der letzten 10 Jahre fällt die deutliche Zunahme älterer Patienten auf. So betrug im Jahr 1995 deutschlandweit das mittlere Lebensalter 14,6 Jahre, und der Anteil erwachsener CF-Patienten stieg auf 31,7%.

Dank einer verbesserten Patientenbetreuung und einer effektiveren Therapie konnte die Lebenserwartung dieser Patienten in den letzten Jahrzehnten deutlich erhöht werden. Sie betrug 1994 für das Gebiet der neuen Bundesländer 24 Jahre. Das mittlere Sterbealter stieg von 9,1 Jahren ± 7 (n = 24) im Jahr 1985 über 11,3 Jahre ± 8,6 (n = 18) 1990 auf 20 Jahre ± 6,8 (n = 27) im Jahr 1995.

Die Lebenserwartung der CF-Patienten wird ganz wesentlich durch das Ausmaß und die Progredienz der pulmonalen Veränderungen bestimmt. Mit zunehmendem Alter der Patienten schreiten die pulmonalen Veränderungen voran. Dieser Prozeß läßt sich gut anhand des Lungenfunktionsparameters Einsekundenkapazität (FEV$_1$) veranschaulichen (Abb. 4.5).

Dabei unterscheiden sich die verstorbenen CF-Patienten schon zu einem frühen Zeitpunkt in ihrer FEV$_1$ von den überlebenden Patienten. Betrachtet man in einem proportionalen Hazardmodell nur den Einfluß des FEV$_1$ auf die Mortalität, dann haben Patienten mit einem FEV$_1$ von weniger als 30% der Norm ein um etwa 20fach erhöhtes Risiko zu versterben als Patienten mit einem FEV$_1$ von 75% oder besser (Tabelle 4.2).

Akute pulmonale Exazerbationen der Mukoviszidose erfordern nicht selten eine zeitlich begrenzte Sauerstoff-Therapie. Nächtliche Hypoxämien und/oder eine pulmonale Hypertonie stellen Indikationen für eine zunächst nächtliche

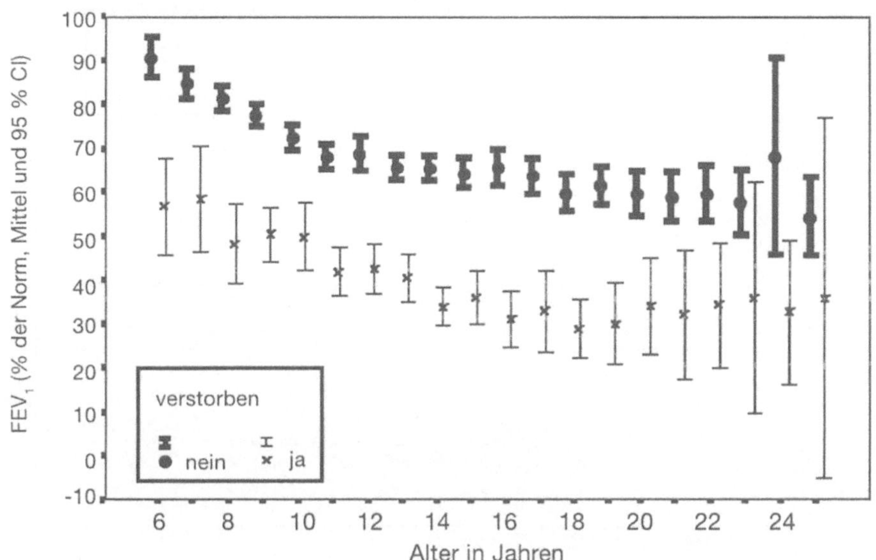

Abb. 4.5.　Altersabhängiger Verlauf des Lungenfunktionsparameters FEV1 bei lebenden und verstorbenen CF–Patienten

Tabelle 4.2.　Proportionales Hazardmodell für die Abhängigkeit der Mortalität von FEV_1

FEV_1 in % der Norm	Hazardrate	90% Konfidenzintervall
< 30	19,75 [a]	1,54–254
30–35	10,04	0,76–132,5
35–40	9,7	0,7 –131,6
40–45	1,2	0,08–18,6
45–55	0,9	0,06–12,7
55–75	0,7	0,05– 9,2
≥ 75	1	

[a] p=0,04.

Langzeit-Sauerstoff-Therapie dar. Zunehmende pulmonale Veränderungen mit Entwicklung einer chronischen respiratorischen Insuffizienz führen dann dazu, daß der CF-Patient ganztägig sauerstoffabhängig wird. Dem deutschlandweiten CF-Register war zu entnehmen, daß im Jahr 1995 192 CF-Patienten eine Sauerstoff-Therapie erhielten. Den Zusammenhang zwischen Lebensalter der Patienten, FEV_1 und Sauerstoff-Therapie zeigt (Abb. 4.6).

Im Jahr 1995 wiesen 196 Patienten eine Einsekundenkapazität von 30% und weniger auf. 106 (54,1%) dieser Patienten erhielten eine Sauerstoff-Therapie. Den Registerdaten konnte nicht entnommen werden, ob diese Therapie ausschließ-

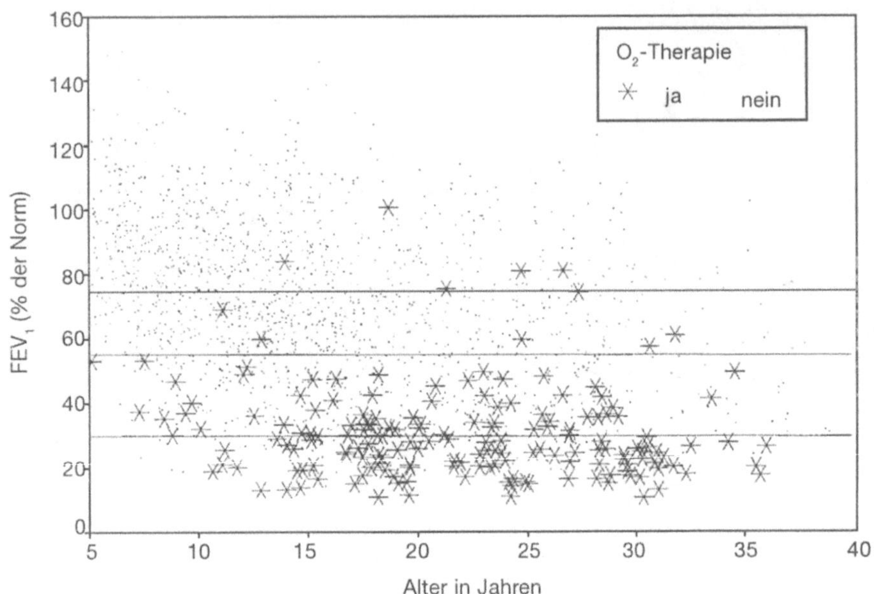

Abb. 4.6.   Zusammenhang zwischen Lebensalter der CF-Patienten, Lungenfunktionsparameter FEV1 und Sauerstoff-Therapie

lich nachts oder ganztägig erfolgte. Da bekannt ist, daß 50% der CF-Patienten mit einem FEV$_1$ von 30% und weniger innerhalb von 2 Jahren versterben [1; 2], sind Patienten mit dieser Befundkonstellation potentielle Anwärter auf eine Lungentransplantation. Für diese Patientengruppe könnte die nasale Maskenbeatmung eine Brücke zur Lungentransplantation darstellen.

Literatur

1. Grasemann H, Wiesemann HG, Ratjen F (1995) Die Bedeutung der Lungenfunktion als Voraussagewert für die 2-Jahres-Mortalität bei Mukoviszidose. Pneumologie 49: 466–469
2. Kerem E, Reisman J, Corey M, Canny GJ, Levison H (1992) Prediction of mortality in patients with cystic fibrosis. N Engl J Med 326: 1187–1191

5 Medizinische, psychologische und ethische Grenzen

Medical, psychological and ethical limits

5.1 Therapiegrenzen bei Mukoviszidose: Medizinische Kriterien

H. LINDEMANN

Summary: Limits for Treatment in Cystic Fibrosis: Medical Aspects

As it is not yet possible to *cure* cystic fibrosis (CF), the most urgent aim is to *arrest the progress* of the disease as far as possible by an optimal treatment. But there are limits which are set by a late diagnosis (due to unsatisfactory diagnostic tools or limited experience of many physicians with respect to CF), by age-dependent *shortcomings* (e.g., physiotherapy and inhalation therapy in early childhood), by an insufficient efficacy of drugs (e.g., mucolytics), by unsatisfactory knowledge about appropriate antiinflammatory treatment, by inadequate preventive measures, and by emotional difficulties in receiving a regular, time-consuming therapy which impairs quality of life or to bear special therapeutic measures such as O_2 insufflation, noninvasive intermittant ventilation, or PEG. Acute complications, development of germs which are resistant to all available antibiotics, and – most frequently – the progress of the bronchopulmonary manifestation of CF lead to the final stage of the disease. If this is not combined with a rapid elevation of arterial pCO_2, the patient will suffer from tachydyspnea or even orthopne, sleeplessness in spite of deep exhaustion, pain, and fear of death. He expects *support and relief.* In this extraordinary situation the physician is influenced by ethical, religious and legal aspects. He will also be influenced by the parents of the patient, the nurses, colleagues, and the nonmedical staff. However, mainly, the physician is responsible for the suffering patient and for himself: He must be aware of the fact that he has to live with his decisions lifelong. Under these circumstances it may be helpful to know that it is legal to discontinue the maximal therapy (i.e., intubation and artificial ventilation) if it serves the patient and to use all drugs which are necessary to lessen the suffering in the final painful stage of the disease, even if – to a small extent – life is shortened.

5.1.1 Einleitung

Primäres Ziel des Arztes ist es, eine Krankheit zu *heilen*. Dies ist bei CF noch nicht realisierbar. Die systemische Genkorrektur ist noch in weiter Ferne. Es geht daher vorrangig darum, so gut wie möglich, die *Progredienz der Krankheit aufzuhalten*. Diesem Bemühen sind Grenzen gesetzt.

5.1.2 Mängel in der Diagnostik: Verzögerung der Therapie

Voraussetzung für eine frühzeitig eingeleitete und angemessene Therapie ist eine gute Diagnostik. Diese ist vor allem *postnatal* wenig befriedigend:

- Ein überzeugender Screening-Test fehlt; er ist – wenn er überhaupt durchgeführt wird – auf den Nachweis der Pankreasinsuffizienz ausgerichtet, die nur in ca. 85% vorliegt. Die Bestimmung der humanen Pankreaselastase im Stuhl hat sich als eine große Hilfe erwiesen. Allerdings ist sie noch wenig verbreitet [21].
- Die Aussagekraft der DNA-Analyse ist bei routinemäßiger Bestimmung der 7 bis 10 häufigsten CF-Mutationen noch geringer; damit werden nur etwa 2/3 der CF-Patienten erfaßt.
- Die Schweißanalyse ist dadurch erschwert, daß trotz Stimulation durch Pilocarpin die Schweißproduktion beim Neugeborenen noch zu gering ist.

Auch *bei älteren Patienten* kann die Diagnosestellung schwierig sein, vor allem, wenn keine Pankreasinsuffizienz vorliegt, die Schweißanalyse negativ oder grenzwertig ausfällt und gleichzeitig Hinweise auf eine andere bronchopulmonale Krankheit die Diagnostik in die falsche Richtung lenken (z. B. atopische Disposition, partiell reversible Obstruktion):

- Die vollständige DNA-Analyse ist noch zu aufwendig. Allerdings werden moderne diagnostische Methoden wahrscheinlich bald eine komplexe Genanalyse ermöglichen [23].
- Die Bestimmung der nasalen Potentialdifferenz und die Kurzschluß-Strommessung am Colon-Epithel in der Ussing-Kammer sind noch zu wenig gebräuchlich. In differenzierter Form, unter Nutzung ergänzender pharmakologischer Tests werden sie nur vereinzelt durchgeführt [12; 24].

Besonders schmerzlich sind Versäumnisse in der Diagnostik, die (trotz charakteristischer klinischer Symptomatik) unterlaufen, weil die Mukoviszidose nicht in Betracht gezogen wird.

5.1.3 Grenzen der Prävention und der Therapie bei bekannter Diagnose

Wie eingangs erwähnt, sind auch bei bekannter Diagnose die Möglichkeiten präventiver und therapeutischer Maßnahmen limitiert (Abb. 5.1).

Prävention

Die Prävention steckt noch in den Anfängen. Die *Genkorrektur* ist in absehbarer Zeit nicht verfügbar. Neuere Substanzen lassen hoffen, daß zumindest der *membranständige CFTR-Komplex* zur normalen Funktion aktiviert werden kann; sie sind klinisch jedoch noch nicht einsetzbar. Daneben scheinen auch einige Antibiotika bei bestimmten Mutationen zur Normalisierung der CFTR-Funktion beizutragen [5; 11].

Die klinische Effizienz der inhalativ verabreichten *Natrium-Blocker*, wie Amilorid, ist wegen der überwiegend gebräuchlichen Unterdosierung und daraus resultierender kurzer Wirkdauer noch nicht abschließend zu beurteilen [10; 14]. Ob die Kombination mit Substanzen, die die Chlorionen-Sekretion stimulieren, entscheidende Vorteile mit sich bringt, muß sich erst noch zeigen [2; 4].

Die *Impfung gegen Pseudomonas* befindet sich noch in der Phase der klinischen Erprobung Die *Verhaltensmaßnahmen* zur Reduzierung einer Exposition gegenüber Pseudomonas und andere Sanierungsmaßnahmen sowie der Einsatz von Immunmodulatoren werden uneinheitlich bewertet und durchgeführt [4; 15].

Begrenzte Effizienz der verfügbaren Medikamente

Trotz aller neuen Erkenntnisse ist es mit den z. Zt. verfügbaren Mitteln noch nicht möglich, das Fortschreiten der Mukoviszidose zu verhindern (Abb. 5.1). Die Unzulänglichkeiten betreffen alle wichtigen heute angewendeten medikamentösen Therapieprinzipien: Mukolytische, antibiotische und antiinflammatorische

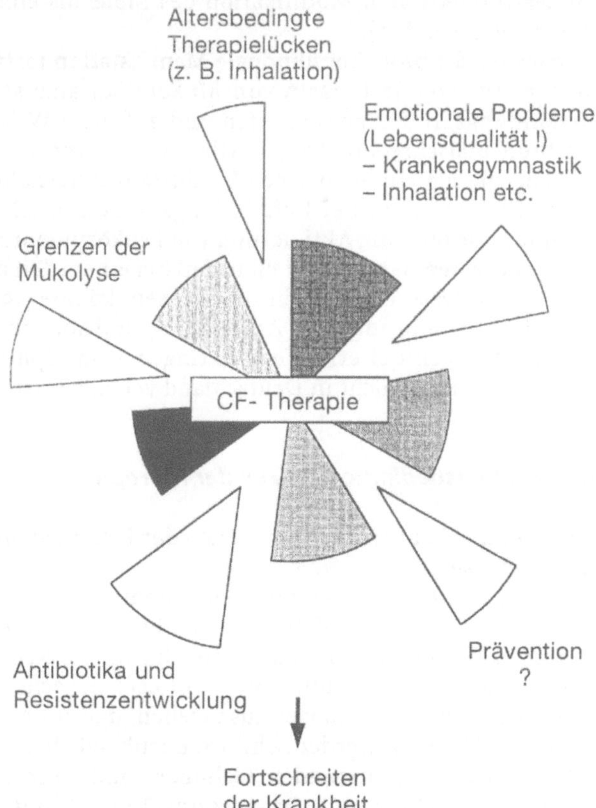

Abb. 5.1. Schematische Darstellung der vielfältigen Unzulänglichkeiten in der Therapie der Mukoviszidose, die zur Progedienz des Krankheitsgeschehens führen

Behandlung [4; 15; 18]. Nachfolgend wird exemplarisch auf aktuelle Probleme der mukolytischen Therapie eingegangen.

Die Komponenten, die zur Steigerung der Viskosität des Bronchialsekrets beitragen, sind sehr vielfältig [1]. Die Hoffnung, man könne mit einer einzigen Maßnahme die Viskosität ausreichend beeinflussen, bedarf daher der Revision:

Die *konventionellen Mukolytika*, die vor allem die Spaltung von Disulfidbrücken ermöglichen sollen, sind unzulänglich, zumal diese Wirkung bei oraler Applikation bezweifelt wird und auch ihr antioxidativer Effekt in seiner klinischen Relevanz strittig ist. Bei inhalativer Applikation sind die hohe Osmolalität und der niedrige pH-Wert störend [14]. Die Einführung des inhalativ verabreichbaren Nacystelyn könnte hier einen Fortschritt bringen[1; 7].

Wegen der hohen Osmolalität (ca. 2000 mosml/l) erscheint die in letzter Zeit wieder diskutierte inhalative Applikation hypertoner Kochsalzlösung nicht unbedenklich. Besonders bei bestehender bronchialer Überempfindlichkeit ist es angesichts der irritativen Wirkung zweifelhaft, ob ihre regelmäßige Anwendung sinnvoll ist [14].

Daß inhalativ verabreichtes *Amilorid* zur Verflüssigung des Sekrets beitragen kann, wurde bereits erwähnt. Für klinische Belange wird es von entscheidender Bedeutung sein, ob es gelingt, entweder durch höhere Dosierung, durch Zusatz von NaCl oder durch Modifikation des Moleküls eine ausreichend lange Wirkung zu erzielen [20].

Je weiter die bronchopulmonale Manifestation fortgeschritten ist, desto eher ist der ergänzende Einsatz von *Mukolytika* anzustreben, die zusätzlich an Entzündungsprodukten angreifen und auf diese Weise zur Viskositätssenkung des Bronchialsekrets beitragen. Hier ist die *Inhalationstherapie mit DNase* zu nennen, die als ein wichtiger Mosaikstein innerhalb der Mukolyse-Therapie anzusehen ist, wenn bei Entzündungsprozessen DNA freigesetzt wird. Neue Erkenntnisse über die Aktivierung von Leukozytenproteasen im Rahmen dieser Vorgänge lassen darauf schließen, daß bei einem Teil der Patienten die Behandlung mit Protease-Inhibitoren sinnvoll sein könnte [19; 24].

Stellenwert und adäquate Anwendung sind auch für *Gelsolin* noch nicht ganz geklärt, das sich bei erhöhtem Aktingehalt im Sputum als nützlich erweisen könnte, aber noch nicht in Deutschland verfügbar ist [1].

Kooperationsbedingte Grenzen der Therapie

Der Therapie können auch von Seiten der Patienten und der Angehörigen Grenzen gesetzt sein.

Im *frühen Kindesalter* muß vor allem eine *altersbedingte unzulängliche Kooperation* bei der Inhalationsbehandlung und der Physiotherapie in Kauf genommen werden. Die Inhalation erfolgt in der Regel über eine Nasenmaske, wobei sich nur in Ausnahmefällen ein Leck zwischen Maske und Gesichtshaut vermeiden läßt. Es ist davon auszugehen, daß im Mittel nur 10% des Inhalats bronchial deponiert werden. Ähnlich unzulänglich ist die Physiotherapie. Besonders die sekreteliminierenden Techniken sind im frühen Kindesalter nur unzureichend zu realisieren. Da es keine Erfolgskontrolle – etwa anhand des expektorierten Sputums – gibt, ist es oft nicht leicht, die Angehörigen zur konsequenten Inhalations- und Physiotherapie zu motivieren.

Bei *älteren Kindern und erwachsenen* Patienten hat die mangelnde Kooperation meist andere Gründe: Ein Teil der Patienten ist nur bedingt bereit, die aus der regelmäßigen Durchführung der verschiedenen therapeutischen Maßnahmen resultierende zeitliche Belastung hinzunehmen und empfindet sie als nicht akzeptable Beeinträchtigung ihrer Lebensqualität.

Vor allem den weitgehend beschwerdefreien Patienten ist es schwer verständlich zu machen, daß sie eine zeitlich aufwendige Therapie auf sich nehmen müssen, deren Effizienz sie nicht unmittelbar nachvollziehen können.

Bei *Jugendlichen*, die unter zunehmenden Beschwerden leiden und die sich der Schwere der Krankheit bewußt sind, besteht dagegen die Gefahr der Resignation.

In dieser Lebens- und Krankheitsphase ist es wichtig, daß es dem Arzt gelingt, eine Vertrauensbasis zum Patienten aufzubauen. Diese kann u. a. durch die Bereitschaft des Arztes gefördert werden, auf alle angesprochenen Probleme bereitwillig einzugehen. Dazu gehört auch, daß der Arzt auf das Verhältnis zwischen Patienten und Eltern achtet, das häufig von der überbehütenden Haltung der Eltern bestimmt wird, die aus konkreten Sorgen, dem verständlichen Mitgefühl und aus unbewußtem oder bewußtem Schuldgefühl resultiert.

Besonders wichtig ist es, Fragen über das Sterben und über den Tod nicht auszuweichen. Es trägt wesentlich zur Vertrauensbildung bei, wenn dem Patienten die Furcht vor einem qualvollen Erstickungstod, die oft schon von Heranwachsenden ganz konkret geäußert wird, genommen wird.

Ist es gelungen, eine Basis des gegenseitigen Vertrauens aufzubauen, dann erscheint es leichter möglich, die Verantwortung zu konsequenter Behandlung zu wecken, die der Patient dem betreuenden Arzt, den Angehörigen und sich selbst gegenüber spüren sollte [8].

Andererseits muß der Arzt gerade bei Jugendlichen lernen zu akzeptieren, daß diese immer wieder die Grenzen der Belastbarkeit und der Therapie-Minimierung ausloten möchten, so schmerzlich es für ihn ist, miterleben zu müssen, daß wichtiger Spielraum verlorengeht.

Die Problematik der Patienten-Compliance limitiert die ärztlichen Bemühungen wesentlich: Das tatsächlich durchgeführte Behandlungsregime stellt oft einen Kompromiß zwischen den Vorstellungen des Arztes und den Bedürfnissen der Patienten bzw. ihrer Angehörigen dar.

5.1.4 Präfinale Phase

Je nach Schweregrad des bronchopulmonalen Krankheitsgeschehens und nach bewußten oder unbewußten Abstrichen von der möglichen Therapie kommt es zu einer langsameren oder schnelleren Progredienz (Abb. 5.1), die mit einer zunehmenden Reduzierung somatischer (und psychischer) Reserven sowie eventueller späterer therapeutischer Optionen einhergeht.

Den Angehörigen fällt diese Entwicklung oft eher auf als den Patienten. Sie bedürfen in dieser Übergangsphase einer besonders behutsamen und verständnisvollen Führung auch durch den betreuenden Arzt. Andernfalls resultiert aus der Diskrepanz zwischen den Empfindungen der Eltern und der Lebenseinstellung des Patienten eine zusätzliche Belastung für beide Seiten. In dieser Situation ist der Arzt nicht selten überfordert. Dann ist es für ihn wichtig, sich auf die Hilfe eines Psychologen, Seelsorgers etc. stützen zu können.

Das Therapie-Regime beinhaltet bei fortgeschrittener Krankheit auch die körperliche Schonung. Dies bedeutet eine Einschränkung beruflicher und sportlicher Aktivitäten, und damit eine wesentliche Veränderung im psychosozialen Bereich. Der betreuende Arzt muß sich dieser möglicherweise einschneidenden Veränderung im Leben des Patienten bewußt sein. Er muß für Signale besonders empfänglich sein, die das Ausmaß der Einschränkung in der Lebensqualität erahnen lassen.

Sein Anliegen muß es sein, alle Möglichkeiten der CF-Ambulanz und des Patienten-Umfeldes zu nutzen, damit sich der Patient trotz aller Einschränkungen nicht mit seinen Problemen alleingelassen fühlt.

Diese neue Krankheitsphase hat eine weitere wichtige Konsequenz. Spätestens jetzt gilt es, im engen und lang anhaltendem Gedankenaustausch mit dem Patienten zu klären, ob dieser bereit ist, die durch die Krankheit vorgegebene Lebensbegrenzung zu akzeptieren, oder ob er sich für die Option einer Lungentransplantation entscheidet. Es ist von entscheidender Bedeutung, die Weichen rechtzeitig in diese Richtung zu stellen. Eine Lungentransplantation, die ohne gründliche Vorbereitungsphase durchgeführt wird, birgt zusätzliche Risiken und hat damit eine schlechtere Prognose [25].

5.1.5 Die Rolle des CF-Arztes auf dem Weg zur Lungentransplantation

Die objektiven Kriterien für den geeigneten Zeitpunkt zur Einleitung der Transplantationsvorbereitungen sind an anderer Stelle zusammengestellt [17].

Der Arzt sollte seine Bereitschaft zur Unterstützung in jeder möglichen Weise bekunden. Angesichts der mäßigen Prognose sollte er jedoch sehr zurückhaltend sein, den Patienten in seiner Entscheidung wesentlich beeinflussen zu wollen. Eine besonders fatale Stuation ist die Resistenzentwicklung der Keime gegen alle verfügbaren Antibiotika. Hier zeigen sich die medizinischen Grenzen am augenfälligsten. Neben der nicht mehr beherrschbaren respiratorischen Insuffizienz ist dies auch eine häufige Ursache für den Tod während der Wartezeit auf ein Spenderorgan.

Auch der der Mukoviszidose immanente progrediente Krankheitsverlauf kann – nach subjektivem Empfinden des Patienten und seiner Angehörigen – mit einem relativ plötzlichen Abknicken der somatischen Funktionen einhergehen. Bei vielen Patienten entwickelt sich die finale Krankheitsphase jedoch nach längerer allmählicher Progredienz des Krankheitsgeschehens. Sie kündigt sich u. a. durch die zunehmende Einschränkung der körperlichen Belastbarkeit, der Lungenfunktionsbefunde etc. schon länger an.

Eine terminal rasch auftretende Hyperkapnie bewahrt in der Regel den Patienten vor einem qualvolle Ende. Sie bleibt aber nicht selten aus, so daß der Patient jeder möglichen Hilfe bedarf, damit das Sterben für ihn erträglich wird

[5; 6]. Diese Endphase der Krankheit kann von Atemnot (bis hin zur Orthopnoe), Schlaflosigkeit trotz völliger Erschöpfung, starken Rückenbeschwerden und anderen Schmerzen sowie extremen Angstzuständen bestimmt sein. Neben dem körperlichen Leiden rückt der Verlust aller Qualitäten ins Bewußtsein, die das menschliche Leben ausmachen, wie soziale, geistige und seelische Fähigkeiten [9; 13]. Aus Sicht des mitfühlenden Menschen ist es eine Selbstverständlichkeit, unter diesen Umständen dem Todkranken jede mögliche Hilfe zu gewähren. Die Haltung des Arztes und die von ihm gegebenen Hilfestellungen sind Ergebnis eines individuellen Entscheidungsprozesses.

Folgende Punkte haben Einfluß auf die Entscheidungen des Arztes im finalen Stadium der Mukoviszidose:
- Einschätzung des Krankheitsstadiums und des Leidensempfindens des Patienten,
- Einflüsse durch die Angehörigen des Patienten, durch Pflegepersonal, durch andere, nichtärztliche Mitarbeiter, durch Kollegen,
- Beurteilung der psychischen Verfassung und der Lebenseinstellung des Patienten,
- ethische, religiöse, juristische Aspekte,
- Selbsteinschätzung und Selbstvertrauen,
- Vertrauensverhältnis zum Patienten und seinen Angehörigen,
- Verantwortung gegenüber dem Patienten und sich selbst gegenüber.

Der Arzt wird sorgfältig zu überprüfen haben, inwieweit eine Anwendung der maximal möglichen Behandlungsmaßnahmen, die das Leiden verlängern, sinnvoll und gerechtfertigt ist und welche Wege er beschreitet, die Qualen des Patienten zu verringern. Mögliche Überlegungen des Arztes im finalen Stadium der Mukoviszidose im Hinblick auf ein eventuelles Abweichen von der maximalen Therapie sind:
- Verzicht auf Intubation und künstliche Beatmung,
- Verzicht auf optimale parenterale Therapie,
- Einsatz von Medikamenten, die das Leiden des Patienten lindern (z.B. Schmerztherapie, Sedierung).

Vor allem der im intensivmedizinischen Bereich tätige Arzt ist zur Selbstbeschränkung aufgerufen.

Die Verpflichtung des Arztes, Leiden zu lindern, ist bereits von HIPPOKRATES artikuliert worden. Sie wird seit langem auch vom Weltärztebund und von der Bundesärztekammer angemahnt. Daneben werden in aktuellen Diskussion um dieses schwierige Thema immer wieder ethische, religiöse, nicht zuletzt auch juristische Argumente ins Feld geführt [9]. Insofern ist es wichtig, zu wissen, daß man als Arzt legal handelt, wenn man alle zur Linderung des Leidens notwendigen Maßnahmen einleitet, auch wenn man das Risiko einer geringen Lebensverkürzung eingeht [16].

Eine wichtige Orientierung kann es für den betreuenden Arzt sein, sich darüber klar zu werden, welche Hilfestellung er selbst als leidender, schwerkranker Mensch von einem Kollegen erwarten würde.

Letztlich ist der Arzt in dieser schwierigen und belastenden Situation vor allem sich selbst verantwortlich, da er seine persönliche Entscheidung ein Leben lang vor sich selbst rechtfertigen muß. Dabei wird das Gefühl, dem Selbstverständnis des Patienten gerecht geworden zu sein, eine große Rolle spielen.

Literatur

1. App EM (1996) Vergleichende Mukolytikatherapie. Pneumologie 50: 845–853
2. Bennett WD, Olivier KN, Zeman KL, Hohnecker KW, Boucher RC, Knowles MR (1996) Effect of uridine 5'-triphosphate plus amiloride on mucociliary clearance in adult cystic fibrosis. Am J Crit Care Med 153: 1796–1801
3. Cherny NI, Coyle N, Foley KM (1996) Guidelines in the care of the dying patient. Hematol Clin North Am 10:261–286
4. Davis Pamela B, Drumm M, Konstan MW (1996) Cystic fibrosis. Am J Respir Crit Care Med 154: 1229–1256
5. Delaney SJ, Wainright BJ (1996) New pharmaceutical approaches to the treatment of cystic fibrosis. Nature Med 2: 392–393
6. Foley Kathleen M (1997) Competent care for the dying instead of physician-assisted suicide. N Engl J Med 336:54–58
7. Gillissen A (1996) Neue Perspektiven der Antioxidantientherapie mit Thiolen: Nacystelyn. Pneumologie 50: 834–837
8. Hartmann F (1996) Gedanken über den Zussammenhang von Hoffnung, Vertrauen, Verantwortung und Scham in den Beziehungen zwischen Kranken und ihren Ärzten. Med Klin 91: 660–664
9. Herranz G (1994) Euthanasie – Gebote und Verbote der Sterbehilfe. Med Klin 89: 216–212
10. Hofmann Th, Senier I, Bittner-Dersch P, Hüls G, Schwandt H-J, Lindemann H (1997) Aerosolized amiloride: Dose effect on nasal bioelectric properties, pharmacokinetics, and effect on sputum expectoration in patients with cystic fibrosis. J Aeros Med 10: 147–158
11. Howard Marybeth, Frizzell RA, Bbedwell DM (1996) Aminoglycoside antibiotics restore CFTR function by suppressing premature stop mutations. Nature Med 2: 467–469
12. Knowles MR, Paradiso AM, Boucher RC (1995) In vivo nasal potential difference: Techniques and protool for assessing efficacy of gene transfer in cystic fibrosis. Human Gene Therapy 6: 445–455
13. Knupp B, Stille W (1996) Sterben und Tod in der Medizin. Wiss Verlagsges Stuttgart
14. Lindemann H (1996) Amiloridinhalation. Pneumologie 50: 841–844
15. Lindemann H (1996) Mukoviszidose/zystische Fibrose. Pneumologie 50: 588–591
16. Meran JG (1996) Prinzip der Unantastbarkeit des Lebens. Dt Ärztebl 93: B–2162
17. Paul K (1997) Kriterien zur Vormerkung zur Lungentransplantation. In: Paditz E (ed) Nasale Maskenbeatmung bei Mukoviszidose – Brücke zur Lungentransplantation?" Springer-Verlag Heidelberg, Berlin, Tokyo, New York
18. Ramsey BW (1996) Management of pulmonary disease in patients with cystic fibrosis. N Engl J Med 335: 179–188
19. Rochat Th, Pastore, FD, Schlegel-Haueter SE, Filthuth I, Auckenthaler R, Belli D, Suter S (1996) Aerosolized rhDNase in cystic fibrosis: effect on leucocyte proteases in sputum. Eur Respir J 9: 2200–2206
20. Senier Ivonne (1997) Der Einfluß nasal inhalierter Kochsalz- und Amiloridlösungen auf die nasale Potentialdifferenz bei Mukoviszidose-Patienten. Med. Dissertation, Universität Gießen
21. Terbrack HG, Gürtler K-H, Hüls G, Bittner-Dersch P, Klör H-U, Lindemann H (1996) Humanspezifische fäkale Pankreaselastase bei Kindern. Monatsschr Kinderheilkd 144: 901–905
22. Vogelmeier C, Döring G (1996) Neutrophil proteinases and rhDNase therapy in cystic fibrosis. Eur Respir J 9: 2193–2195
23. Tümmler B (1996) Molekulare Genetik. 17. CF-Ambulanzärzte-Tagung, Titisee, 1./2.11.
24. Veeze HJ, Halley DJJ, Bijman J, de Jongste JC, de Jonge HR, Sinaasappel M (1994) Determinants of mild clinical symptoms in cystic fibrosis patients. Residual chloride secretion measured in rectal biopsies in relation to the genotype. J Clin Invest 93: 461–466

25. Wagner F, Reichenspurner H, Schüler St (1997) Lungentransplantation bei CF: Ergebnisse und interdisziplinäre Nachbetreuung. In: Paditz E (ed) Nasale Maskenbeatmung bei Mukoviszidose – Brücke zur Lungentransplantation?" Springer-Verlag Heidelberg, Berlin, Tokyo, New York
26. World Health Organization (1989) Cancer pain relief and palliative care. Geneva

5.2 Warten auf den „Tag X": Alte und neue Dilemmata für den terminal lungenkranken Patienten mit Mukoviszidose

G. Ullrich, H.-J. Bartig

"When it comes to dying, arms are for hugging not for intravenous infusions (...) For most of our history as physicians we had few therapies but some skill at comforting the dying and consoling the bereaved. My wife's clear mind as she faced death, and a concerned circle of physician friends, helped me experience that tradition. Many people do not. It must make sadness even sadder" ([24], S. 279)

Summary: Waiting for „Day X":
Old and New Dilemmas for the Terminally Ill Patient with Cystic Fibrosis

The possibility of lung transplantation is the main sign of hope at the otherwise dark horizon of cystic fibrosis (CF) patients with end-stage lung disease. Now that lung transplantation has left the experimental stage, the scarcity of donor organs becomes apparent as one of the major new problems. Therefore, the unpredictably long time on the waiting list becomes a period of futile hope and of despair for some patients. Most recently, the modern noninvasive ventilation methods offer new hope since they promise to effectively prolong survival (on the transplant waiting list). But these new methods may not guarantee survival either.

In spite of medical progress which allows the physician to provide medical support even in desperate situations, the ability (and willingness) to support the dying patient remains an essential element of CF care. It is this ability which was characteristic of CF treatment in the pretransplant era, and therefore intensive care should incorporate this ability as an equally important medical duty. This is much more difficult than before, however, since today the outcome of the terminal stage of the disease must not necessarily be death but transplantation.

5.2.1 Einleitung

Im folgenden werden wir uns in fünf Gedankengängen dem Thema in der Hoffnung nähern, dadurch dem fachlichen Austausch von Erfahrungen und Gedanken behilflich zu sein. Letzteres, der Austausch konkreter Erfahrung, erscheint uns im Hinblick auf das Thema von besonderer Bedeutung. Denn es wird sich zeigen, daß in der quasi-intensivmedizinischen CF-Medizin vom Behandler Besonderes gefordert wird. Der „bloße" Einsatz aller verfügbaren Mittel, wie er für die bis zuletzt lebensrettende Intensivmedizin charakteristisch ist, muß nicht immer der für den Patienten beste Weg sein, im Gegenteil kann er sich zum Fluch verwandeln und tragisch enden. Um dort, in diesem Grenzbereich, der nicht durch das strukturiert ist, was man noch „machen" kann, therapeutisch Profil zeigen zu können, bedarf es eines offenen und kollegialen Austausches. Denn es ist der Arzt hier mehr als Persönlichkeit denn als Experte gefragt und gefordert, und eben dies wird man über *das aufrichtige Teilen und Reflektieren von Erfahrung, anstatt eines bloßen Erlernens von Techniken.*

5.2.2 Nichts mehr tun zu können (und dies dann auch zu beherzigen), ist die schwierigste Herausforderung für den behandelnden Arzt.

Auf der wöchentlichen Chefvisite* wird eine schwerstkranke Patientin aufgesucht, bei der es trotz intensiver Therapie mittlerweile zu keinen nennenswerten Behandlungseffekten mehr kommt. Der Chefarzt läßt sich die derzeitige Situation schildern, wobei allen Beteiligten der Ernst der Lage und das Versiegen therapeutischer Handlungsmöglichkeiten im Grunde klar ist. Worte werden darüber allerdings nicht gewechselt. Stattdessen meint der Chefarzt, daß ein Pflaster an der Sauerstoffbrille der Patientin nicht korrekt sitze und zur Überraschung der Behandler ebenso wie der Patientin bemüht er sich dann höchstpersönlich um eine Abhilfe. Mit der fürsorglichen Behebung dieses Problems endet die Chefvisite für diese Frau.

Wir wollen uns mit dieser unscheinbaren Begebenheit aus dem klinischen Alltag keineswegs über ein mangelndes psychologisches Geschick des Arztes mokieren, zumal uns dies erstens als Psychologen nicht zusteht, die wir *nicht* in die unangenehme Lage von Ärzten geraten, und zweitens weil die Patientin selbst einen durchaus positiven Eindruck zurückbehielt. Immerhin war es der Chefarzt persönlich, der sich um sie gesorgt hatte. Vielmehr möchten wir an dieser Begebenheit auf zwei Aspekte aufmerksam machen, die uns für das hiesige Thema, nämlich die psychologischen Aspekte im Zusammenhang der nichtinvasiven Beatmung von CF-Patienten auf der Warteliste zur Lungentransplantation, von Bedeutung erscheinen:

- Kraft der in der Medizin akkumulierten Erfahrung ist es der Arzt gewohnt, etwas tun und in den Lauf der Dinge eingreifen zu können. Diese Handlungskompetenz verleitet dazu, auch in Situationen, in denen man nichts mehr tun kann, nur danach Ausschau zu halten, was man noch tun kann.
- Es scheint auch dem erfahrenen Behandler mitunter schwer zu fallen, dort Worte zu finden oder ein Gespräch zu ermöglichen, wo es nicht mehr um den bloßen Austausch von Informationen geht, sondern womöglich um *das Eingeständnis und das gemeinsame Teilen von Rat- und Hilflosigkeit.*

---

* Bei dem folgenden Beispiel handelt es sich um eine tatsächliche Begebenheit, die einer der Autoren (HJB) in einem anderen Krankenhaus als Gast bei einer Chefvisite miterlebt hat.

Dies bestätigt nicht zuletzt die Forschung zur psychologischen Betreuung von sterbenskranken Patienten [17], wonach diese in besonderer Gefahr stehen, von ihren Behandlern im Stich gelassen zu werden, weil es denen offenbar nur schwer erträglich ist, wenn sie dem Patienten nichts Schicksalwendendes mehr anbieten können.

5.2.3 Die Mukoviszidose *war* eine Krankheit, an der Ärzte die schwierigste Herausforderung lernen und umsetzen konnten: Begleitung des Sterbenskranken und Aushalten eigener therapeutischen Machtlosigkeit

In einem der wenigen Aufsätze, in dem auch auf die Psychologie der CF-Behandler eingegangen wird, wirft AXELROD [1] zu Recht die Frage nach der Motivation des CF-Arztes auf. Denn zumindest auf den ersten Blick erscheint es so, als daß man eher Demoralisierung im aussichtlosen Kampf gegen die CF erfahren wird als einen wirklichen Lohn für den eigenen Einsatz.

Die Frage nach der Motivation beantwortet AXELROD mit der besonderen Intensität der kontinuierlichen Behandlungsbeziehung. Das heißt, die Möglichkeit (und zugleich die Notwendigkeit) zu einer ganzheitlichen Medizin in dem Sinne, daß die Beziehung zwischen Arzt und Patient eine Schlüsselstellung im Gesamtzusammenhang der Behandlung bekommt, entschädigte den Arzt für den Umstand, daß langfristig nur medizinische Rückzugsgefechte im Kampf gegen die Krankheit geführt werden können: „Almost without exception, center directors I have known have cited the personal contact with families, the opportunity for intimacy, and their basic admiration for the courage of the patients and their families as having led them to remain in a field that has made far less progress than many had hoped"(ebenda, S. 140). Es kann daher nicht überraschen, wenn der ärztliche Auftrag gerade für den CF-Patienten im Endstadium seiner Krankheit gesehen und betont wurde [1, 2, 8, 9, 19, 26]. Stellvertretend für andere Arbeiten sei hier auf den lesenswertesten Aufsatz von BARBERO [2] verwiesen, einem erfahrenen CF-Arzt, der bündig feststellt, daß sich eine verantwortungsvolle Behandlung des Patienten gerade in dessen Endstadium zu bewähren habe und daß es für diese Bewährung ganz wesentlich auf das ärztliche Selbstverständnis ankomme. An dessen erster Stelle habe die Forderung nach *Hilfe* und *nicht* die nach *Heilung* zu stehen: „As such, this basic principle (the physician's proximity to the 'life-death' axis, d.Verf.) is dependent on the physician's self-concept and satisfaction in helping people, rather than 'curing' them"(ebenda, S. 79). Ohne auf Details der damaligen Diskussion um die ärztliche Betreuung des sterbenden CF-Patienten einzugehen, wird es nicht verwundern, wenn gerade die intensivmedizinische Behandlung des terminalen CF-Patienten, und hier insbesondere die Beatmung, beinahe verpönt war und eher zu den Formen des Ausagierens ärztlicher Hilflosigkeit gerechnet wurde (vgl. [2, 8, 19]). Diese und andere sogenannte „heroic medicine" sei in den meisten Fällen besser zu unterlassen. BARBERO sah sogar eine besondere Aufgabe des CF-Arztes darin, schon im Ansatz zu verhindern, daß die Behandler sich durch Delegation unangenehmer Aufgaben aus der Verantwortung stehlen („collusion of anonymity", ebenda) – wie es ansonsten für den ärztlichen Umgang mit terminalen Patienten nicht unbekannt war und ist (vgl. [5, 17]). Mehr noch, es sei zuweilen sogar die Aufgabe des Arztes, dafür zu sorgen und zu erlauben, daß der Sterbenskranke das „privilege of a peaceful death" erhalte, wie es BARBERO zugespitzt gegen der Schreckbild der bis zuletzt retten wollenden Medizin formulierte ([2], S. 80).

Es kommt damit innerhalb der damaligen Tradition der CF-Medizin und geboren aus der therapeutischen Hilflosigkeit ein Motiv zur Geltung, das der Moralphilosoph JONAS in seinem später berühmt gewordenen Aufsatz über die „Techniken des Todesaufschubs und das Recht zu sterben" ausführlicher dargestellt hat: Wenn und insofern „die Sterblichkeit eine integrale Eigenschaft des Lebens und nicht eine fremd-zufällige Beleidigung desselben ist" ([15], S. 254), dann müsse auch eine moderne, durch intensivmedizinische Techniken gerüstete Medizin dafür sorgen, dem Sterbenden „nicht sein Vorrecht zu versagen, zum herannahenden Ende in ein Verhältnis zu treten – es sich auf *seine* Weise anzueignen, sei es in Ergebung, Versöhnung oder Auflehnung, jedenfalls aber in der Würde des Wissens"(ebenda, S. 253). Dieses Motiv, nämlich daß ein Mensch um sein Sterben *betrogen* werden kann und also das Sterben ein würdevoller, zutiefst menschlicher Akt ist, findet sich vielfach in der CF-Medizin vor der Ära der Transplantationsmedizin, die dann Ende der 80er Jahre die Welt der CF gründlich zu verändern begann.

5.2.4 Die Aussicht auf Rettung durch Transplantation wird zur „Hoffnungsfalle" für vergeblich Wartende

Mit den ersten erfolgreichen (Herz-) Lungentransplantationen Ende der 80er Jahre tauchte am ansonsten düsteren Horizont des terminal lungeninsuffizienten CF-Kranken plötzlich ein entscheidender Hoffnungsschimmer auf. Wenn man sich vergegenwärtigt, welche zentrale Bedeutung der *Hoffnung* für das Zurechtkommen mit der CF zukommt (vgl. [30]), dann wird man die Bedeutung dieser therapeutischen Innovation wohl kaum überschätzen können. Und doch lies die Ernüchterung nicht lange auf sich warten. Denn mit der Etablierung dieser aufwendigen Prozedur zeigte sich, daß längst nicht allen potentiellen Kandidaten auch würde geholfen werden können.

Das *vergebliche Warten* auf ein lebensrettendes Organ ist mit der Hoffnung spendenden Transplantationsmedizin in die Welt der CF getreten. Das Schicksal von diesen vergeblich wartend gestorbenen Menschen wird in der inzwischen notorischen Klage über den Mangel an Organen mehr kaschiert als zur Sprache gebracht. Neben wenigen Berichten aus dem Bereich der Lebertransplantation [11, 12], in dem das Warten ebenfalls ein existentielles ist, weil auf keinen künstlichen Organersatz ausgewichen werden kann, zeichnet sich durch erste Berichte über CF-Patienten [21, 29] mittlerweile ab, daß dieser Tod auf der Warteliste etwas *qualitativ Neuartiges* ist und keineswegs verglichen werden kann mit dem Tod, den CF-Kranke in der Ära vor der Transplantationsmedizin erlebten. Sehr eindringlich schildern MARKS und CONWAY [21], daß zumindest ein Teil der Patienten auf der Warteliste ebenso wie deren Angehörige in eine Art „Hoffnungsfalle" geraten, ihre verzweifelte Hoffnung auf ein womöglich in letzter Minute doch noch eintreffendes Organ immer abstrakter wird, und sie auch untereinander die immer offenkundigere Möglichkeit des Sterbens in einer Art magischen Denkens völlig ausklammern, so daß der Tod des Kranken dann für die Angehörigen sogar „überraschend" und „völlig unvorbereitet" eintreten mag. Was sich hier abzeichnet, ist der *Verlust des Sterbens* in dem von Hans JONAS so eindringlich formulierten Sinne, nämlich daran gehindert zu werden, „zu dem herannahenden Ende in ein Verhältnis zu treten" ([15], S. 253). Fast scheint es, als bestätigte sich eine von uns bereits nach der ersten in Hannover geglückten Transplantation eines CF-Patienten geäußerte Befürchtung, nämlich daß man sich heute *entscheiden muß zu sterben,* um wirklich sterben zu können [28]. Andernfalls hört einfach das Leben auf – und das muß, um an dieser Stelle das Motto dieses Beitrags aufzugreifen, noch trauriger sein, als es das Sterben ohnehin schon ist.

5.2.5 Die psychologische Bewertung der nichtinvasiven Beatmung als „Brücke zur Transplantation" wird durch den Kontext und nicht durch die Technik selbst bestimmt sein

Mit der neuen Hoffnung auf die Transplantation ist also auch die neue Sorge, diesen „Tag X" nicht mehr zu erleben, aufgekommen. Dieser neuen Bedrohung kann auf unterschiedliche Weise begegnet werden: man kann durch Verweis auf die Organknappheit die Bereitschaft zur Organspende und damit das *Angebot* zu steigern versuchen, man kann – wie es während der CF-Konferenz in Orlando befürwortet wurde [20] – den *Zugang* zu den Transplantationslisten erschweren, indem man den potentiellen Kandidaten statt der anfangs rosaroten Schilderung eine durchwachsenere und vielleicht realistischere Prognose für das Leben nach Transplantation anbietet, und man kann mit Hilfe der modernen nichtinvasiven Beatmungstechniken die *Durchhaltefähigkeit* des Transplantationskandidaten zu verbessern versuchen (vgl. hierzu [10, 14, 31].

So sind es also heute diese modernen Beatmungstechniken, auf die sich neue Hoffnungen auf Lebensrettung richten.

Ob die nichtinvasive Beatmung jenseits der Überbrückung zur Transplantation einen Platz in der CF-Therapie einnehmen wird, steht vorläufig dahin (vgl. [13, 18, 23]) und wird wohl auch davon abhängen, wie gut sich die heutige CF-Medizin ihrer Tradition bewußt bleibt im Sinne einer wachsamen Haltung gegenüber der Gefahr ärztlichen Ausagierens von Ratlosigkeit.

Zunächst einmal aber ist die nichtinvasive Beatmung durch die Hoffnung auf eine spätere erfolgreiche Transplantation legitimiert und muß in diesem Kontext reflektiert werden. Und gerade hier erscheint uns für die psychologische Bewertung der Kontext um Vieles wichtiger als der Umstand der intermittierenden Selbstbeatmung. Das heißt, entscheidend für die in hohem Maße problematische Behinderung des Sterbens (siehe oben) ist nicht der Umstand der Beatmung, sondern die Umdefinition der *terminalen* Phase in eine Zeit des Wartens auf einen (irdischen) *Neubeginn,* wie es für die Transplantationsmedizin charakteristisch ist. Das eigentliche Schreckbild sind also die bis zum allerletzten Augenblick vergeblich hoffenden Patienten, wie sie von Marks und Conway [21] beschrieben wurden – und hier erscheint es uns zweitrangig, ob diese Patienten sich während ihres verzweifelten Wartens mit oder ohne Beatmung am Leben zu halten versuchten.

Sieht man einmal von der Möglichkeit ab, daß der Arzt ab einem bestimmten Punkt im Verlauf des terminalen Stadiums die Transplantation für nicht mehr möglich *erklärt* und *damit* dem Patienten wie den Angehörigen die Auseinandersetzung mit Abschied und Sterben aufbürdet und *ermöglicht*, dann bleibt als Alternative zur Selbstbeatmung ohnehin nur die konventionelle invasive Beatmung. Diese ist wohl unter medizinischen [16, 18] und allemal unter psychologischen Gesichtspunten die schlechtere Wahl. Gleichwohl zu bedenken ist jedoch, daß die Möglichkeit zur nicht-invasiven Beatmung es dem Arzt nun noch einmal erlaubt, selbst in verzweifelten Situationen noch ein Zuversicht verströmendes Tun ins Auge zu fassen, und sich so gewissermaßen als „Macher" und „Könner" und nicht als Mit-Leidender aufzuführen (vgl. [25]). Damit aber würde die andere Seite des ärztlichen Auftrages, nämlich die des Begleitens und Verstehens, weiter vernachlässigt. Dies ist aber zugegebenermaßen kein Aspekt, der spezifisch der nicht-invasiven Selbstbeatmung anzulasten ist, sondern der den ärztlichen *Umgang* mit seinen Techniken und Möglichkeiten betrifft. Andererseits ist dieser Umgang mit den Techniken auch nicht gänzlich unabhängig von diesen selbst, weshalb Schara im Gegenteil bewußt von einer „Gefährdung des Arztes durch die Technik" spricht ([25], S. 143).

5.2.6 Eine Rückbesinnung auf die gute Tradition der CF-Medizin ist notwendig – und doch sind die Aufgaben von heute ungleich schwerer als die von früher

Es geht darum, eine ausgewogene, verantwortungsvolle Balance zu finden zwischen der berechtigten Hoffnung auf ein Weiterleben durch Organtransplantation einerseits, und der Gefahr eines entwürdigenden Verlustes des Sterbens andererseits, als eines Prozesses, in dem der Sterbende zu sich und zu seinen Nächsten ein letztes Mal Stellung bezieht oder beziehen kann. Sicher wäre es sinnvoll, wenn auch die früher verpönte und heute zumindest partiell legitimierte intensivmedizinische Behandlung des CF-Patienten auf die charakteristischen Merkmale der früheren CF-Medizin zurückgreifen würde und diese in ihr heutiges Handeln integrieren würde, wie es im Kontext der Organtransplantation bei CF unseres Wissens bisher am deutlichsten bei Mallory [20] angeklungen ist. Das hieße, Humanität in der terminalen Phase nicht darauf zu beschränken, daß man dem Sterbenskranken zusichert, er werde vielleicht gerettet, wenn er denn Glück hat und sich lange genug am Leben hält. Vielmehr auf die schon (oder gerade) damals erprobte Haltung zu bauen und zu vertrauen, daß das Dasein für den Patienten, das Angebot zum Gespräch, die Bereitschaft und Fähigkeit zum Mit-Leiden und Anteil nehmen wertvolle *Hilfe* ist, wenn auch keine Heilung (Barbero). Letztlich also nicht nur das Tun und Machen, sondern auch das Sein als Quelle von Hilfe in Betracht zu ziehen.

Und doch wird auch ein erfahrener CF-Arzt wie der bereits zitierte Giulio BARBERO einräumen müssen, daß wir uns heute, in der Ära der Transplantationsmedizin, in einer ungleich schwierigeren Situation befinden und es in hohem Maße ungerecht wäre, das tatsächliche Leid der Patienten allein auf einen Mangel an psychologischer Sensibilität ihrer (ärztlichen) Behandler zu reduzieren. Dies hieße, durch *Psychologisierung* der Probleme von deren eigentlicher Tragweite *abzulenken*.

Denn während uns BARBERO [2] und die frühere CF-Medizin zeigen kann, was ärztliche Betreuung und Begleitung des sterbenskranken CF-Patienten bedeutet oder bedeutet kann, befand diese Medizin sich doch in einer ungleich günstigeren, man möchte fast sagen: unschuldigen Lage, weil alle Beteiligten – die Behandler, der Patient und die Angehörigen – sich im Verlauf der terminalen Phase darüber klar werden konnten, daß es wirklich diese *letzte* Phase sein würde. Zwar gibt es auch hier die Hoffnung auf eine wundersame Erholung aus der Krise, wie sie als „Lazarus-Phänomen" bei CF beschrieben wurde (vgl. [22]). Aber diese Hoffnung war doch ungleich weniger wirksam in der Verdrängung des Offenkundigen als es die heutige Hoffnung auf die Rettung im letzten Augeblick ist. Daß heute eine wirkliche innere Vorbereitung auf zwei so vollkommen diametrale Ausgänge des Wartens stattfindet, also der irdische Neubeginn mit fremden Organen oder der Tod, wie es stellvertretend von BIEGER [3] für eine wartend verstorbene CF-Patientin geschildert wird, muß wohl eher als eine psychologische Leistung bestaunt werden, als daß man für den Regelfall darauf vertrauen dürfte, daß es dazu wirklich kommt.

Und auch die ansonsten sehr wegweisenden Überlegungen des Anästhesisten SCHARA [25] zur Humanisierung der Intensivmedizin sind im Bannkreis der Transplantationsmedizin kaum handlungsrelevant. Zwar trifft seine Zustandsbeschreibung der allgemeinen Intensivmedizin auch für den Spezialfall des intensivmedizinisch behandelten terminalen CF-Patienten auf der Warteliste zur Transplantation zu, nämlich daß nach wie vor „das Kernproblem der Intensivmedizin das Sterbenlassen" sei (ebenda, S. 154). Das von ihm skizzierte „Dilemma der Intensivmedizin", nämlich daß „der Tod sicher zu definieren und zu erkennen (ist), der Beginn des Sterbens nur in Ausnahmefällen oder zu spät" (ebenda, S. 145) – dieses Dilemma wird innerhalb der Transplantationsmedizin noch gewissermaßen radikalisiert, denn hier kann *selbst der sterbende* Patienten noch auf eine Rettung hoffen. SCHARAS Hinweis darauf, daß, im Sinne von JONAS [15], das Recht zu sterben nicht dem Recht auf Leben geopfert werden dürfe, greift, wie auch die gesamte Argumentation des Moralphilosophen JONAS, hier zu kurz. Denn immer wird ausgegangen von einem im Prinzip sterbebereiten Patienten, den eine – man möchte fast sagen: skrupellos – rettungsorientierte Intensivmedizin eben daran hindert und ihm so sein Sterben zur Qual macht. Was aber, wenn es der in der „Hoffnungsfalle" sitzende *Patient und seine Angehörigen* sind, die sich mit ihrer immer abstrakteren Hoffnung (selbst) um die Auseinandersetzung mit dem definitiven Abschied bringen?! Was, wenn es die intensivmedizinischen Behandler sind, die die Notwendigkeit zur Auseinandersetzung mit dem Sterben sehen, aber (von den unmittelbar Betroffenen) nicht gehört werden (wollen), wie dies bei MARKS und CONWAY [21] deutlich anklingt?

Aus demselben Grund auch sind die wenigen Beiträge, die sich mit der psychologisch-ethischen Problematik der Beendigung der Beatmung („terminal weaning", vgl. [4, 6, 7]) befassen, in unserem Zusammenhang nur bedingt hilf-reich. Denn auch hier ist die Einsicht in das definitive Sterben *Voraussetzung* für das dennoch schwierige ärztliche Tun. Und eben diese Voraussetzung erfüllt sich in der „Hoffnungsfalle" nicht oder nur selten. Gleichwohl möchten wir auf einen Aspekt aus dem Beitrag von BORASIO [4] aufmerksam machen, der auf die vor-liegende Thematik sinnvoll bezogen werden kann. Mit Blick auf das Problem, daß der Patient leicht in eine am Ende für ihn unwürdige Maximalversorgung hineingerate, heißt es dort, es zeige die Erfahrung, „daß der Zeitpunkt und die Ausdrucksweise des Patientenwunsches nach Beendigung einer lebenserhal-tenden Maßnahme *in hohem Maße von der Qualität der Patientenversorgung abhängig* ist. Deshalb ist es unter allen Umständen *ethische Pflicht für Arzt und Pflegeteam*, dem Patienten eine palliative Versorgung anzubieten, welche *die Möglichkeit eines sinnerfüllten Lebens auch bei schwerster Behinderung in den Vordergrund stellt*"(ebenda, S. 52; Hv. d. Verf.).

Auf die hier besprochene Problematik des auf eine Organtransplantation war-tenden – beatmeten oder nicht beatmeten – CF-Patienten läßt sich diese Fest-stellung von BORASIO insofern beziehen, als in ihr in einer besonderen Weise deutlich wird, wie sehr auch die Behandler (zumeist ohne sich dessen bewußt zu sein) an der Haltung und den Entscheidungen des Patienten beteiligt sind (vgl. hierzu auch [27]). Die Fähigkeit, sich auf beide Ereignisse des Wartens vor-zubereiten und sie beide annehmen zu können, wie es in dem bereits erwähnten Aufsatz von BIEGER [3] aus der Betroffenenperspektive anklingt, diese Fähigkeit wird *auch* davon abhängen, inwiefern die Behandler diese beiden Ausgänge als wahre und annehmbare Ausgänge betrachten. Stattdessen scheint es uns so, als finde sich gerade in der Transplantationsmedizin (vielleicht, weil jede Medizin die ihr spezifischen Charaktere anzieht oder erzeugt?) ein von MALLORY kriti-sierter „heavy headed positivism" [20], der oft hinter die Differenziertheit der unmittelbar Betroffenen zurückfällt und es ihnen daher noch um so mehr erschwert, sich der Tragik ihrer Situation wirklich zu stellen. Auch in der in letz-ter Zeit häufiger von seiten einiger Transplantationsmediziner zu hörenden Fest-stellung, es sei die Organtransplantation sicher nicht für jeden die richtige Wahl, klingt zumeist weniger der menschliche Respekt vor solchen schweren Entschei-dungen gegen eine Lebensrettung mit als vielmehr ein strategisches Kalkül in dem Sinne, daß man sich ohnehin lieber auf die „100% überzeugten" Patienten beschränken würde.

Zusammenfassung

Wir möchten daher zum Abschluß dieser Überlegungen zur Problematik der nichtinvasiven Beatmung terminal lungenkranker und zur Transplantation an-gemeldeter CF-Patienten folgendes festhalten:
1. Die nichtinvasive Beatmung ist primär aus medizinischer Perspektive und nicht aus psychologischer Perspektive zu evaluieren.
2. Die eigentliche Problematik wird nicht durch die Beatmung, sondern durch die Haltung der Behandler gegenüber dem wartenden Transplantations-kandidaten bestimmt.

3. Mit dem Stichwort der „Hoffnungsfalle" wollten wir auf eine Dynamik aufmerksam machen, die unabhängig von der psychologischen Sensibilität des Behandlers den Patienten von einer Auseinandersetzung mit seiner Lebenssituation abhält (bzw. auf eine Facette seines Daseins reduziert).
4. Dies soll nun wiederum den Behandler nicht von seiner Verantwortung freisprechen, alles in seiner Macht stehende zu unternehmen, seinem Patienten diese Auseinandersetzung mit zwei höchst verschiedenen Ausgängen seines Wartens zu ermöglichen. Dafür kann eine Rückbesinnung auf die ärztliche Tradition der CF-Medizin sinnvoll und hilfreich sein, wie sie in dem abschließenden Zitat aus einem Kongreßband zur Mukoviszidose deutlich wird:

> „The challenge of the twilight hours (die Zeit, in der die Hoffnung sich auflöst und das Sterben beginnt, d. Verf.) is to use our medical science to keep the patient physically comfortable, and our medical art to keep the patient reassured and emotionally intact" ([19], S. 29).

Literatur

1. Axelrod BH (1978) The chronic care specialist: 'But who supports us?'. In: Sahler OJZ (Hrsg) The dying child and death. The C. V.Mosby Company, St. Louis, S 139–150
2. Barbero GJ (1973) The child, parent and doctor in death from chronic disease. In: Patterson PR, Denning CR, Kutscher HA (Hrsg) Psychosocial aspects of cystic fibrosis. A model for chronic lung disease. The Foundation of Thanatology (distr. by: Columbia University Press), New York, London, S 76–83
3. Bieger R (1994) „Ich möchte noch einmal in die Sonne fahren." Über meine Freundin Wiebke, die auf die Transplantation gehofft hatte. In: Quack-Klemm M, Kersting-Wilmsmeyer A, Klemm M (Hrsg.) Lebenskandidaten. „Wir lassen uns nicht begraben, ehe wir tot sind." Grenzerfahrungen und Alltägliches von jungen Menschen mit Krankheit und Behinderung. 10. Auflg., Attempto, Tübingen, S 101–104
4. Borasio GD (1996) Beendigung der Beatmung bei Patienten mit amyotropher Lateralsklerose: Medizinische, juristische und ethische Aspekte. Med Klin, 91 (Suppl 2): 51–52
5. Buckman R (1992) How to break bad news: A guide for health care professionals. Johns Hopkins University Press, Baltimore
6. Campbell ML (1993) Case studies in terminal weaning from mechanical ventilation. Am J Crit Care, 2: 354–358
7. Campbell ML, Carlson RW (1992) Terminal weaning from mechanical ventilation: ethical and practical considerations for patient management. Am J Crit Care, 1: 52–56
8. Childress J, Harrison G (1973) Working with the parent of the dying child: A shared responsibility. In: Patterson PR, Denning CR, Kutscher HA (Hrsg) Psychosocial aspects of cystic fibrosis. A model for chronic lung disease. The Foundation of Thanatology (distr. by: Columbia University Press), New York, London, S 176–192
9. Dooley RR (1973) Management of the terminal adolescent. In: Patterson PR, Denning CR, Kutscher HA (Hrsg) Psychosocial aspects of cystic fibrosis. A model for chronic lung disease. The Foundation of Thanatology (distr. by: Columbia University Press), New York, London, S 71–75
10. Hamm M, Wagner TOF, Demertzis S, Schafers HJ, Fabel H (1995) Nichtinvasive Beatmung vor Lungentransplantation. Med Klin, 90: 23–25
11. Heyink J, Tymstra T (1990) Liver transplantation: the shadow side. Fam Pract, 7: 233–237
12. Heyink J, Tymstra T, Sloof MJ, Gips C (1989) Liver transplantation-the rejected patients. TRANSPLANTATION, 47: 1069–1071
13. Hill NS (1993) Noninvasive ventilation. Does it work, for whom, and how? Am Rev Respir Dis, 147: 1050–1055

14. Hodson ME, Madden BP, Steven MH, Tsang VT, Yacoub MH (1991) Non-invasive mechanical ventilation for cystic fibrosis patients – a potential bridge to transplantation. Eur Respir J, 4: 524–527

15. Jonas H (1987) Techniken des Todesaufschubs und das Recht zu sterben. In: Jonas H (Hrsg) Technik, Medizin und Ethik. Suhrkamp Verlag, Frankfurt a. M. S 242–268

16. Karg O, Bullemer F, Häuinger K (1995) Indikation zur nichtinvasiven Beatmung bei akuter respiratorischer Insuffizienz. Med Klin, 90 (Suppl 1): 1–3

17. Köhle K, Simons C, Kubanek B (1986) Zum Umgang mit unheilbar Kranken. In: Uexküll Tv, Adler R, Herrmann JM, Köhle K, Schonecke OW, Wesiack W (Hrsg) Psychosomatische Medizin. 3. Auflg., Urban & Schwarzenberg, München, S 1203–1240

18. Laier Groeneveld G, Criee CP (1996) Die intermittierende Selbstbeatmung bei chronisch obstruktiver Lungenerkrankung. Med Klin, 91 (Suppl. 2): 2–6

19. Lorin MI (1973) The twilight hours. In: Patterson PR, Denning CR, Kutscher HA (Hrsg) Psychosocial aspects of cystic fibrosis. A model for chronic lung disease. The Foundation of Thanatology (distr. by: Columbia University Press), New York, London, S 27–33

20. Mallory GB (1995) Lung transplantation and Cystic Fibrosis. Pediatr Pulmonol, 12 (suppl): 143–144

21. Marks D, Conway SP (1993) Coping with grief when patients die on the transplant waiting list. European Working Group on Cystic Fibrosis (EWGCF) 1993, Programme-Abstracts Book, PD127: 136 (Abstr.)

22. Patterson PR (1973) Psychosocial aspects of cystic fibrosis. In: Patterson PR, Denning CR, Kutscher HA (Hrsg) Psychosocial aspects of cystic fibrosis. A model for chronic lung disease. The Foundation of Thanatology (distr. by: Columbia University Press), New York, London, S 3–12

23. Piper AJ, Parker S, Torzillo PJ, Sullivan CE, Bye PT (1992) Nocturnal nasal IPPV stabilizes patients with cystic fibrosis and hypercapnic respiratory failure. Chest, 102: 846–850

24. Potts M (1994) Grief has to be. Lancet, 343: 279

25. Schara J (1995) Intensivmedizin zwischen Technik und Humanität. In: Beck-Gernsheim E (Hrsg) Welche Gesundheit wollen wir? Dilemmata des medizintechnischen Fortschritts. Suhrkamp, Frankfurt, S 141–158

26. Stadnyk S (1973) Team approach to dying and death. In: Patterson PR, Denning CR, Kutscher HA (Hrsg) Psychosocial aspects of cystic fibrosis. A model for chronic lung disease. The Foundation of Thanatology (distr. by: Columbia University Press), New York, London, S 134–140

27. Sullivan KE, Hebert PC, Logan J, O'Connor AM, McNeely PD (1996) What do physicians tell patients with end-stage COPD about intubation and mechanical ventilation? Chest, 109: 258–264

28. Ullrich G (1991) Psychosoziale Rehabilitation mukoviszidosekranker Kinder, Jugendlicher und junger Erwachsener – Zwischenbericht zu einem multizentrischen Projekt. In: Schumacher H (Hrsg) Neunte Ambulanzärztetagung der Deutschen Gesellschaft zur Bekämpfung der Mukoviszidose 1988. Deutsche Gesellschaft zur Bekämpfung der Mukoviszidose e. V. (DGzBM), Erlangen, S 86–99

29. Ullrich G, Wellendorf E, Bartig HJ (1992) Psychosoziale Aspekte der (Herz-) Lungentransplantation bei Mukoviszidose (CF): klinische und methodische Überlegungen (unveröff. Vortragsmanuskript zum 2. Treffen der CF Psycho-Social Research Group, European Section, Paris, 20.–21.5.1992)

30. Waddell C (1983) Faith, hope and luck. A sociological study of children growing up with a life-threatening illness. University Press of America, Washington

31. Wiebel M, Laier Groeneveld G, Schönhofer B, Orth M, Karg O (1995) Nichtinvasive Selbstbeatmung – erfolgreiche Überbrückungshilfe in der Wartezeit vor Lungentransplantation? Med Klin, 90: 32–34

Sachverzeichnis

Subject Index

Springer und Umwelt

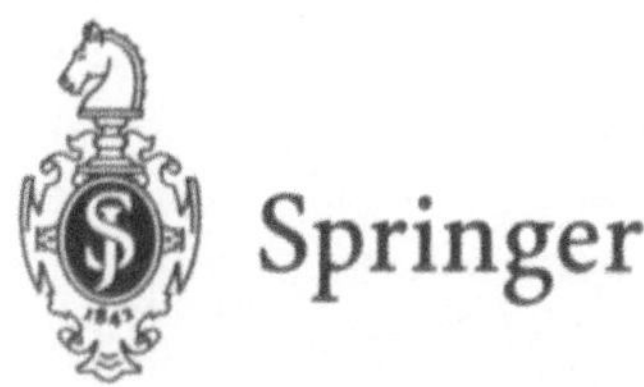